# Sexo e amor na terceira idade

Dados Internacionais de Catalogação na Publicação (CIP)
(Câmara Brasileira do Livro, SP, Brasil)

Butler, Robert N.
  Sexo e amor na terceira idade / Robert N. Butler, Myrna
I. Lewis [tradução de Ibanez de Carvalho Filho]. – São Paulo:
Summus, 1985. [Novas buscas em sexualidade, vol. 3]

  ISBN 978-85-323-0222-9

  1. Amor 2. Envelhecimento – Aspectos psicológicos
3. Sexo no casamento 4. Sexo (Psicologia) I. Lewis, Myrna I.
II. Título.
                                              CDD-301.426
                                                 -301.418
85-0718                                           -155.3
                                                 -155.67

Índices para catálogo sistemático:

1. Amor e sexo: Casamento: Sociologia 301.426
2. Casamento: Relações Sexuais: Sociologia 301.418
3. Psicologia sexual: 155.3
4. Sexo: Psicologia 155.3
5. Sexo no casamento: Sociologia 301.246
6. Velhice: Psicologia 155.67

Compre em lugar de fotocopiar.
Cada real que você dá por um livro recompensa seus autores
e os convida a produzir mais sobre o tema;
incentiva seus editores a encomendar, traduzir e publicar
outras obras sobre o assunto;
e paga aos livreiros por estocar e levar até você livros
para a sua informação e o seu entretenimento.
Cada real que você dá pela fotocópia não autorizada de um livro
financia o crime
e ajuda a matar a produção intelectual de seu país.

# Sexo e amor na terceira idade

ROBERT N. BUTLER
MYRNA I. LEWIS

summus editorial

Do original em língua inglesa
*LOVE AND SEX AFTER SIXTY*
*A Guide for Men and Women for their Later Years*
Copyright © 1976 by Robert N. Butler, M.D. and Myrna I. Lewis
Direitos para a língua portuguesa adquiridos por
Summus Editorial Ltda.

Tradução: **Ibanez de Carvalho Filho**
Revisão técnica: **Arletty Pinel**
Capa: **Léa W. Storch**

### Summus Editorial

Departamento editorial:
Rua Itapicuru, 613 – 7º andar
05006-000 – São Paulo – SP
Fone: (11) 3872-3322
Fax: (11) 3872-7476
http://www.summus.com.br
e-mail: summus@summus.com.br

Atendimento ao consumidor:
Summus Editorial
Fone: (11) 3865-9890

Vendas por atacado:
Fone: (11) 3873-8638
Fax: (11) 3873-7085
e-mail: vendas@summus.com.br

Impresso no Brasil

# Índice

| | |
|---|---|
| *Agradecimentos* ................................... | 9 |
| 1. Sexo Após os Sessenta Anos .................... | 11 |
| 2. Sexo e Sexualidade Diante das Mudanças Físicas Próprias da Idade, ................................... | 19 |

Mulheres de mais idade, 20; Tratamento de mudanças pós-menopausa, 22; Homens com mais idade, 26; Estamos falando de "envelhecimento" ou processos de uma doença?, 29

| | |
|---|---|
| 3. Sexo e os Problemas Médicos Comuns ............. | 31 |

Doença e sexo, 31; Impotência causada por causas físicas, 39; Alguns falsos afrodisíacos, 42; Cirurgia e sexo, 42; Efeitos colaterais de drogas no sexo, 47

| | |
|---|---|
| 4. Problemas Emocionais Freqüentes que Afetam o Sexo | 51 |

Problemas entre os parceiros sexuais, 55; Viuvez e luto, 57; Armadilhas a serem evitadas, 59; Culpa sexual e vergonha, 60

| | |
|---|---|
| 5. Faça um Favor para Você mesmo ................ | 63 |

Pessoas de mais idade em boa forma, 63; Estética da aparência pessoal, 73

| | |
|---|---|
| 6. Descobrindo Novas Maneiras de Fazer Amor ........ | 79 |

Ambiente propício, 79; O momento ideal, 81; Como relaxar, 81; O que você pode fazer por seu parceiro, 82; Sexo individual, 84; Conversando sobre sexo com seu parceiro, 85

| | |
|---|---|
| 7. Pessoas sem Parceiros ........................... | 87 |

8. Encontros, Novo Casamento e seus Filhos .......... 101
   Planejamento legal pré-matrimonial, 105

9. Onde Procurar Ajuda ......................... 109

10. A Segunda Linguagem do Sexo ................. 117

*Desenhos* ............................................. 125

*Glossário* ............................................ 129

*Sobre os Autores* ................................... 133

# Agradecimentos

Diversos colegas médicos leram partes deste livro em manuscrito e queremos expressar nossos mais sinceros agradecimentos à ajuda prestada pelo Dr. Leslie Libow, clínico geral (Nova Iorque, N.Y.), Dr. William T. Bowles, urologista (St. Louis, Mo.), Dr. Theodore G. Duncan, endocrinologista (Filadélfia, Pa.), Dr. Julius Fogel, ginecologista (Washington, D.C.), Dr. Constance Friess, clínico geral (Nova Iorque, N.Y.), Dr. Robert B. Greenblatt, endocrinologista (Augusta, Ga.), Dr. Raymond Harris, cardiologista (Albany, N.Y.), Dr. John C. Kinealy, urologista (Washington, D.C.) e Dr. Manuel Rodstein, cardiologista (Nova Iorque, N.Y.). A professora Marjorie Fiske Lowenthal da Universidade da Califórnia (São Francisco), Margaret Kuhn dos "Gray Panthers" e Irina Posner do "Magazine" do noticiário da CBS, revisaram o manuscrito. Os autores, evidentemente, são responsáveis por qualquer opinião contida no livro que pode não ser a mesma dos consultores.

Agradecemos a David Bress e Newton Frohlich por sua assistência em assuntos legais; Jean Jones, da Associação Psiquiátrica Americana e John Balkema, do Conselho Nacional do Idoso por sua pesquisa bibliográfica; e Thomas A. Ziebarth, advogado do Escritório de Proteção ao Consumidor do Serviço Postal Norte-Americano, pelas informações que gentilmente nos cedeu. Provas de que existem desejo e atividade sexual entre pessoas de mais idade estão disponíveis entre as informações do estudo "Envelhecimento Humano" (1955- -1962) do Instituto Nacional de Saúde Mental (Estados Unidos), do qual participou Robert N. Butler. Monte Vanness e Cindy Hamilton foram as competentes datilógrafas do manuscrito em seus diversos rascunhos.

Agradecemos em especial à Ann Harris, nossa editora da Harper & Row, pela construtividade e sensibilidade de sua orientação e crítica.

# 1.

# Sexo Após os Sessenta Anos

Todos os dias, cinco mil norte-americanos atingem sessenta anos. Ao todo, trinta milhões de pessoas ou um em cada sete norte-americanos, têm sessenta anos ou mais. O que acontece com o sexo neste período da vida? Muitas pessoas — não apenas os jovens e os de meia-idade, mas as próprias pessoas mais velhas — simplesmente concluem que tenha acabado. Isso não faz sentido. Nosso trabalho clínico e de pesquisa, o trabalho de outros gerontologistas, a pesquisa de Kinsey e as descobertas clínicas de Masters e Johnson, todas demonstraram que pessoas idosas, relativamente saudáveis, que gostam de sexo, são capazes de aproveitá-lo — freqüentemente até uma idade consideravelmente *bem avançada*. Aqueles que têm problemas sexuais, freqüentemente podem ser ajudados.

Escrevemos este livro para homens e mulheres de mais idade interessados, agora ou potencialmente, em sexo — assim como para pessoas mais jovens que desejam entender melhor os mais velhos ou pretendem se preparar para seus anos futuros. Oferecemos soluções para problemas sexuais que possam ocorrer e propomos meios para contrabalançar atitudes negativas que as pessoas mais velhas talvez observem — em si mesmas, nos membros das suas famílias, nos profissionais da área médica e psicoterápica e na sociedade em geral. Queremos, especialmente, que as pessoas de mais idade percebam que seus sentimentos e problemas não são exclusivos, que não estão sós em suas experiências e que muitos outros sentem exatamente como elas. Mesmo aqueles que durante toda a vida tiveram um intenso entusiasmo e uma grande capacidade para o sexo, geralmente precisam de algumas informações, apoio e, algumas vezes, diversos tipos de tratamento a fim de manterem sua vida sexual com o passar dos anos. Além disso, as pessoas que, quando jovens, nunca acharam do sexo uma atividade especialmente prazerosa, poderão descobrir que ainda é possível melhorar sua qualidade independentemente das dificuldades existentes.

O sexo e a sexualidade são experiências prazerosas, gratificantes e reconfortantes que realçam os anos vindouros. Também são — como todo mundo sabe — de uma enorme complexidade psicológica. Durante toda a vida carregaremos o peso das nossas experiências sexuais infantis e que foram moldadas por nós mesmos, nossos pais, nossa família, nossos professores, e nossa sociedade de maneira positiva ou, às vezes, negativa. Todavia, poderemos lembrar desses fatos ou eles poderão passar totalmente desapercebidos.

Por esta razão, é útil entender o que está subjacente a muitas atitudes e problemas sobre o sexo que encontramos. Se você é uma pessoa de mais idade que se interessa pelo sexo, prepare-se para encontrar sentimentos ambivalentes dentro de você, assim como atitudes contraditórias por parte do mundo externo. Devem as pessoas idosas ter sexo? Será que elas têm condições de fazer amor? Será que elas realmente o querem? O interesse sexual nessa idade é adequado — subentenda-se "normal" ou "decente" — ou um sinal de "sensibilidade", de doença cerebral (ele/ela ficou "gagá"), de crítica abalada ou de uma embaraçosa incapacidade de se ajustar ao envelhecimento com a resignação e o controle apropriados?

Como seria bem mais simples aceitar a imagem da avozinha quituteira que vive na cozinha preparando guloseimas para os seus seres queridos enquanto que o avô na cadeira de balanço fuma seu cachimbo entregue às suas lembranças. Supõe-se que estas figuras folclóricas idealizadas não têm uma vida sexual própria. Afinal de contas, eles são nossos pais e avós, não só adultos comuns com as mesmas necessidades e desejo que nós.

Como homem ou mulher de mais idade, você pode achar que o amor e o sexo na vida madura, quando pelo menos reconhecidos, serão tratados de maneira condescendente e vistos como "terno" ou "meigo", como o namoro de jovens adolescentes; mas as chances são de que serão ridicularizados, assunto de piadas que têm aspectos subjacentes de desdém e ansiedade diante da perspectiva de envelhecer. Piadas e contos de sogras perseguem as mulheres desde a meia-idade até o último quartel da vida. St. Petersburg, na Flórida, onde moram muitas pessoas de idade, tem sido chamado de "Peyton Place cansada". Nossa linguagem diária está cheia de frases mexeriqueiras: os homens de idade transformam-se em "velhos tarados", "velhos tontos" ou "bodes velhos" quando se trata de sexo. As mulheres de idade são descritas como "rabugentas", "megeras" ou "cacos velhos". A maior parte dessas tiradas de "humor" subentende a impotência dos homens mais velhos e a suposta falta de beleza das mulheres de idade.

Uma mitologia alimentada por informações erradas rodeia a sexualidade após a idade madura. Supõe-se que o desejo sexual automaticamente diminui com a idade — que começa a declinar quando estamos na casa dos quarenta, continua a cair vertiginosamente (você está "se acabando") e finalmente alcança o fundo (você já "pendurou a chuteira") em algum momento entre sessenta e sessenta e cinco anos. Assim, uma senhora de idade que mostre um interesse evidente, e talvez até mesmo vigoroso, com relação ao sexo é freqüentemente considerada como alguém que sofre de problemas "emocionais"; e se ela evidentemente mostrar que está de posse de suas faculdades mentais e ativa sexualmente, corre o risco de ser chamada "depravada" ou, de maneira mais delicada, ouvir que está segurando pateticamente sua juventude perdida.

O que em um jovem seria chamado de sensualidade, em um velho é libertinagem. Aqueles homens que realmente conseguem se conduzir de forma a causar uma admiração invejosa em seus contemporâneos, e entre os mais jovens, escapam com a denominação relativamente branda de "farrista" ou "libertino". Um sinal de afeto de um homem de idade por qualquer criança que não sejam seus netos ou de seus amigos é visto com suspeita, como se automaticamente tivesse um caráter sexual. "Importunar crianças" está popularmente associado a homens de idade, apesar de ser um crime cometido principalmente por pessoas com uma idade média de vinte e seis anos. As senhoras de idade podem expressar afeto pelas crianças sem criar suspeitas porque são vistas mais como maternais do que sedutoras.

De tempos em tempos ouvem-se casos de pessoas de idade que conseguem realizar atos sexuais "apesar" de não serem jovens. Os jornais se incumbem de anunciá-los: "Homem de 92 anos é pai de gêmeos", "Mulher de 73 anos e homem de 76 presos pela polícia em seu ninho de amor"; "Juiz de 81 anos casa-se com vedete de 22"; "Mulher de 72 anos presa por tentar se prostituir". Na mente popular, estas pessoas mais velhas caminham pela tênue fronteira entre o heroísmo sexual e a indecência, com parte do público dizendo: "Mais poder para eles" e o resto reagindo com uma certa repugnância. Todos, no entanto, lêem os casos com uma mistura de revulsão e fascinação geralmente reservadas só para o extraordinário e o bizarro.

Por que somos tão negativos em relação ao sexo após a idade madura e em relação às pessoas mais velhas em geral? Grande parte desta atitude, evidentemente, é um reflexo de nosso medo de envelhecer e morrer e cedeu lugar a um preconceito que chamamos de "velhismo", que é a discriminação sistemática contra pessoas só por elas serem mais idosas, assim como o racismo ou o sexismo discrimina por causa da cor da pele ou do sexo da pessoa. Os velhistas vêem as pessoas de idade como estereótipos: rígidas, aborrecidamente faladeiras, senis, fora de moda em relação à moralidade e sem habilidades, sem utilidade e com pouco valor social compensador. Há uma fina ironia no fato de que se os velhistas viverem o suficiente, eles próprios se transformarão em "velhos" e, conseqüentemente, as vítimas de seus próprios preconceitos. Quando isso acontece, sua atitude se transforma em auto-aversão. Um grande número de pessoas de idade caiu nessa cilada, geralmente à custa da sua felicidade pessoal. No que se refere a sexo, velhismo é principalmente uma forma de dessexualização em última instância: se você está envelhecendo, está acabado.

Algumas destas atitudes têm suas raízes em lembranças de um passado relativamente recente. No fim do século passado, quando a expectativa média de vida era quarenta e sete anos, muito poucas pessoas viviam até uma idade mais avançada e, entre essas, poucas mantinham uma boa saúde que lhes permitisse ter uma vida sexual ativa. Mas a expectativa de vida, hoje em dia, é de setenta e um anos e temos uma grande população de pessoas relativamente saudáveis com mais de sessenta e nove anos. Noventa e cinco por cento delas vive em nossa comunidade, 81 por cento consegue circular sozinha e 30 por cento continua trabalhando. (Atualmente denominamos o período dos 65 aos 74 anos de "primeira velhice" e dizemos que aqueles com mais de 75 anos estão na "segunda velhice".) Contudo, ainda não aceitamos esta nova realidade nem as atitudes cotidianas se adaptaram a ela; a imagem geral sobre as pessoas de mais idade pressupõe a fraqueza ou a decrepitude.

Se aceitamos as atitudes de nossa cultura com suas "medidas" sexuais correntes que influenciam a todos nós, não é de se estranhar que as pessoas mais velhas possam estar confusas e em dúvida em relação ao sexo. Tanto os homens como as mulheres se preocupam por se "desgastarem" fisicamente. Querem saber quais as mudanças que devem esperar em um envelhecimento normal, se há uma razoável esperança de terem um bom estado de saúde e uma vida sexual ativa, e se o sexo continuará a ser tão bom como quando eram jovens.

Os homens são as principais vítimas de uma vida inteira de ênfase excessiva no desempenho físico. A masculinidade é equiparada à proeza física. Os homens mais velhos se julgam e são julgados pela comparação da freqüência e potência de seu desempenho sexual com as de um homem mais jovem. Estas comparações raramente valorizam a experiência e a qualidade do sexo. Quando medidos por padrões essencialmente atléticos, os homens mais velhos são naturalmente considerados inferiores. Eles, freqüentemente, entram em pânico ao primeiro sinal de mudança: "Ultimamente, tenho estado preocupado pelo fato de parecer que levo mais tempo para ter uma boa ereção. Será que isso é um sinal de que alguma coisa está errada? Será que estou me tornando impotente?". Não sabem que outras mudanças os esperam. "Serei capaz de ter uma ereção firme quando ficar mais velho?", perguntam. "Será que meu pênis ficará duro o tempo suficiente para proporcionar prazer à minha companheira e para que eu tenha uma ejaculação? Minhas ejaculações serão tão agradáveis como quando eu era mais moço?"

As mulheres enfrentam uma pressão menor em termos de desempenho, evidentemente, mas elas também se preocupam com as mudanças. Podem contar que estão perdendo sua "força de prender", isto é, a força muscular da vagina que lhes permite apertar um pênis. O próprio tamanho da vagina poderá mudar, e ainda podem surgir problemas de "secura" quando a lubrificação vaginal diminui. Algumas mulheres começam a sentir dor durante o ato e querem saber o que fazer para eliminá-la.

Mas a pressão predominante sobre as mulheres vem de que poderíamos chamar de "mesquinhez estética" que generaliza a idéia de que apenas os jovens são bonitos. Muitas pessoas de idade acreditam nisso. Quando os cabelos das mulheres ficam grisalhos, suas peles apresentam rugas e seus corpos perdem sua antiga firmeza e elasticidade, é bastante provável que se considerem pouco atraentes. A idéia de beleza necessita de uma redefinição mais sofisticada para que, nela, sejam incluídas personalidade, inteligência, expressividade, conhecimento, realizações, disposição, tom de voz e padrões de fala, postura e porte, calor, estilo pessoal, jeito social — todos esses traços pessoais que fazem cada indivíduo único e que podem ser encontrados em qualquer idade.

Depois da idade madura, encontramos tantas queixas dos parceiros sobre incompatibilidades sexuais como em qualquer outro período da vida: o interesse de um e o desinteresse do outro, passividade, recusa, ou o desacordo sobre a freqüência. Também surgem problemas entre os casais quando um parceiro está incapacitado ou com uma doença crônica e, o outro, saudável. Se o parceiro saudável tem necessidade de atividade sexual, raiva e irritação muitas vezes trazem culpa, como se ele estivesse deixando de se preocupar e ter pena do parceiro doente. Este, por sua vez, pode se sentir culpado por ser incapaz de participar do ato sexual.

Freqüentemente, as pessoas de mais idade ficam tensas quando têm filhos que os inibem por se sentirem desconfortáveis demais para aceitarem a sexualidade das suas mães ou pais. (Todos nós sabemos que, graças a Deus, *nossos* pais não se interessavam por sexo!) Muitos adultos continuam presos à necessidade primitiva e infantil de negar a seus pais uma vida sexual e restringi-los a papéis puramente paternais. Para essas crianças, seus pais nunca são amigos adultos. Mas nem sempre as motivações são simplesmente psicológicas. A mesquinhez e o egoísmo, infelizmente, são comuns. Se um dos pais morre, as crianças podem *tentar* evitar que o sobrevivente faça novos amigos (e potencialmente novos parceiros) para protegerem sua herança. Qualquer evidência da sexualidade dos pais ou de um romance, faz com que se sintam ameaçados.

Esboçamos uma série de formas — positivas e negativas — de como os indivíduos e a sociedade reagem ao sexo em pessoas de mais idade. Mas e se você não estiver particularmente interessado em sexo? Um número expressivo de pessoas mais velhas se sente assim. Queremos enfatizar que o desinteresse sexual só é motivo de apreensão se for um aborrecimento pessoal ou estiver causando problema no seu relacionamento com alguém. Certas pessoas de mais idade nunca estiveram significativamente interessadas por sexo, mesmo quando jovens, seja por sua constituição física ou, o que é mais freqüente, como resultado de um condicionamento social. Para outros, o sexo foi um foco constante de conflito emocional resultante ou causador de relações difíceis com seus parceiros. Para eles e seus parceiros a possibilidade de interromper o sexo sob a alegação socialmente aceita de "uma idade sem sexo", pode ser um grande alívio.

Outros, ainda, simplesmente se cansaram do sexo. Ele pode ter sido compartilhado com o mesmo parceiro rotineiramente por muitos anos e o tédio pode ter sido compensado por atividades não-sexuais satisfatórias. Outras pessoas podem ter interrompido o sexo por causa de invalidez ou doenças graves. Quando a saúde melhorou, muitas vezes não houve motivação para mudar o que havia se transformado num hábito confortável. Algumas vezes, um indivíduo pode ter tomado a decisão deliberada de compartilhar sexo apenas com um parceiro em particular, e quando uma doença ou a morte aconteceu, o sexo acabou. Outras pessoas vêem o sexo apenas como uma forma de procriação, não de prazer, e sentem que sua religião apóia esta convicção, assim o sexo termina com a menopausa. Uma abstinência voluntária de sexo também pode ser a continuação de um hábito presente durante toda a vida. Freqüentemente, isso pode ser rastreado até experiências infantis assustadoras ou sentimentos de que o sexo é proibido e perigoso e a abstenção total de sexo pode ser um ajustamento que funcione razoavelmente bem.

Quaisquer que sejam as razões, é possível viver uma vida feliz e satisfatória sem sexo, se isso for o que se escolheu, e boa parte das pessoas de mais idade faz exatamente isso. A ênfase que se dá nos Estados Unidos à sexualidade tende a fazer com que até mesmo os jovens se sintam culpados, desajustados ou incompletos se o sexo não tiver um papel central em suas vidas, e certamente não desejamos colocar uma pressão semelhante sobre as pessoas mais velhas. Nunca é demais enfatizar portanto, que aqueles que não têm desejo nem interesse por sexo, ou que, deliberadamente, escolheram um tipo de vida em que a sexualidade tem um papel muito pequeno ou mesmo nenhum papel, têm todo o direito de tomar essa decisão. Cada um de nós tem o direito de viver a vida que considera mais satisfatória.

Por outro lado, as outras pessoas de mais idade que gostam de sexo devem ser encorajadas e apoiadas, assim como receber as informações necessárias e um tratamento adequado se surgir algum problema. A sexualidade, reação física e emocional ao estímulo sexual, está além do impulso e do ato sexual. Para muitas pessoas de mais idade, ela oferece a oportunidade não apenas de expressar paixão, mas afeto, estima e lealdade. Fornece provas afirmativas de que se pode contar com o corpo e seu funcionamento. Permite que as pessoas se afirmem positivamente. Traz consigo a possibilidade de emoção e romance. Expressa a alegria de estar vivo. Oferece um constante desafio ao crescimento e mudanças para novas direções.

# 2.

# Sexo e Sexualidade Diante das Mudanças Físicas Próprias da Idade

O que acontece com seu corpo depois da idade madura? Há mudanças significativas tanto no aspecto físico como fisiológico do sexo, mas, não havendo doença ou efeito colateral de algum medicamento, estas mudanças não costumam causar problemas sexuais. O ato sexual é complexo, abrangendo o corpo, a mente e as emoções. A fisiologia do sexo inclui o sistema nervoso e a atividade hormonal assim como órgãos específicos do corpo (veja os desenhos no fim do livro). Todos esses elementos estão envolvidos com o ato sexual que tem quatro fases: a excitação ou fase de início do desejo erótico; fase de excitação máxima ou fase platô; a fase orgásmica ou clímax; e a resolução ou fase de recuperação. Este é o chamado ciclo de reação sexual. Essencialmente estas mesmas fases acontecem tanto no homem como na mulher. As pessoas são estimuladas sexualmente de diversas formas — através da visão, olfato, tato, pensamentos e sensações. A área pélvica reage. Ocorre tensão muscular e congestão (enchimento dos vasos sangüíneos), especialmente nos órgãos sexuais ou genitais.

Os hormônios sexuais têm um importante papel nesta reação. (Hormônio é uma substância química produzida por uma glândula e lançada diretamente na corrente sangüínea, pela qual é levada a certos órgãos afetando suas atividades.) Os hormônios sexuais, que quimicamente são esteróides, são produzidos nas glândulas supra--renais tanto dos homens como das mulheres, e nos ovários femininos e nos testículos masculinos. Estrogênio é um dos hormônios femininos ativos e tem profundo efeito nos órgãos reprodutores e nos seios das mulheres; as funções do andrógeno, o principal hormônio masculino, são menos conhecidas. Os níveis hormonais são influenciados pela glândula pituitária no cérebro, a glândula que coordena o corpo. Este sistema extremamente complexo funciona de maneira relativamente inalterada até os últimos anos de vida.

## Mulheres de mais idade

As mulheres de mais idade sofrem pouca degeneração em sua *capacidade* sexual quando ultrapassam a idade madura. Conhecemos mais sobre a situação sexual da mulher de mais idade do que sobre o homem depois da maturidade, porque compreendemos melhor o papel dos hormônios femininos na sexualidade, do que o dos hormônios masculinos. Muitas das mudanças sexuais que ocorrem na mulher, com a idade, podem ser atribuídas à diminuição dos hormônios femininos (como o estrogênio) após a menopausa, mais do que ao "envelhecimento" em si. Menopausa, também chamada "passagem" ou "climatério", é um processo fisiológico que se prolonga por vários anos, entre os trinta e cinco e quarenta e cinco anos, mas geralmente entre os quarenta e cinco e os cinqüenta anos, com flutuações no nível de estrogênio desde o normal até perto de zero. Seu sinal mais visível é a interrupção da menstruação.

A menopausa é uma fonte rica para invencionices sobre insanidade, perda do desejo sexual e atrativos femininos, depressão inevitável, aparecimento de graves sintomas físicos e masculinização. Na verdade, 60 por cento de todas as mulheres não sofre nenhum sintoma físico ou emocional marcante durante a menopausa, e muitas das que sofrem, sofrem apenas problemas físicos mínimos ou moderados. Sintomas resultantes do desequilíbrio hormonal podem incluir ondas de calor, dores de cabeça e na nuca, fadiga excessiva e sensações de instabilidade emocional. Nenhum deles é inevitável, e quando acontecem, geralmente podem ser grandemente aliviados ou inteiramente mitigados com uma dose de hormônio. Pressões cotidianas também podem precipitar ou aumentar os sintomas da menopausa e o aconselhamento psicológico que acompanha a terapia com estrogênio pode ser muito útil nestas circunstâncias. Mesmo que não sejam tratados, os sintomas da menopausa geralmente desaparecem espontaneamente com o tempo.

Durante, ou mais freqüentemente, após a menopausa, grande número de mulheres mais velhas começa a apresentar sinais de falta de estrogênio ou de esteróides sexuais, que pode afetar seu funcionamento sexual. Muitas mulheres se queixam de uma sensação de "secura" ou "falta de lubrificação" na vagina, principalmente durante a relação sexual. A lubrificação vaginal produzida pela congestão dos vasos sangüíneos na parede da vagina é o equivalente fisiológico da ereção no homem. A lubrificação das paredes da vagina começa a ser mais lenta à medida que a mulher envelhece. Isto parece ser devido à perda do estrogênio necessário para sua produção e às mudanças na estrutura da parede da vagina através da qual transuda essa secreção. Quando isto acontece, a relação sexual pode ser sentida como áspera, com muito atrito e, às vezes, dolorosa.

Freqüentemente, o revestimento da vagina começa a se tornar fino e facilmente irritável, o que causa dor e mesmo rachaduras e sangramento durante e depois do ato sexual. A vagina não consegue mais absorver facilmente o choque da penetração de um pênis. Esta dor (dispareunia) ocorre principalmente se a relação for de longa duração ou se acontecer após um longo espaço de tempo sem contato sexual. Algumas vezes, a própria forma da vagina muda, tornando-se mais estreita, mais curta e menos elástica, embora, geralmente, continue tendo o tamanho suficiente para permitir as relações sexuais. O tratamento usual é a reposição de estrogênio por via oral ou aplicações vaginais. Em casos extremos, o médico, como último recurso, poderá utilizar a dilatação artificial (aumento) da vagina ou, ainda, a cirurgia.

Com a perda do estrogênio, as secreções vaginais, normalmente ácidas, tornam-se menos ácidas, aumentando a possibilidade de infecções vaginais e provocando ardor, prurido (coceira) e corrimento. Esta condição é conhecida como vaginite estrogeno-deficiente, esteróide-deficiente, atrófica ou "senil".* A infecção, se não for tratada, poderá atingir a bexiga, produzindo uma inflamação chamada cistite. Estas condições são curáveis, mas devem ser tratadas por um médico. Lavagens caseiras não devem ser feitas a menos que seu médico as aconselhe, pois podem confundir o diagnóstico além de que, eventualmente, podem não ser o tratamento recomendado.

Como as paredes vaginais tornam-se mais finas, bexiga e uretra (o canal pelo qual passa a urina) ficam menos protegidas e podem ser irritadas durante a relação. Mulheres de mais idade podem desenvolver o que às vezes é chamado de "cistite de lua-de-mel", uma inflamação da bexiga como resultado de machucadura e atrito. Inicialmente, costuma surgir como uma irritação, e não como infecção bacteriana. Quando há a presença de bactérias, contudo, transforma-se numa cistite em pleno desenvolvimento, caracterizada por uma

---

* Não se deve supor que todos os corrimentos e pruridos vaginais sejam "vaginite senil". É preciso passar por um exame completo, incluindo o teste de Papanicolaou, para excluir a possibilidade de um tumor do aparelho reprodutor. Alergias, tricomonas, infecções por fungos (especialmente em diabéticas) e aborrecimentos podem ser outras causas do prurido; prolapso do útero (útero caído) também pode provocar corrimento.

vontade irresistível e inexorável de urinar, acompanhada por uma sensação de ardor, e deve ser tratada por um médico. Estados avançados apresentam um aumento progressivo do ardor ao urinar, até o ponto de apresentar dor e fazer com que se acorde à noite para urinar. Ocasionalmente, a urina apresenta sangue.

Em idades muito avançadas o clitóris pode estar levemente reduzido em tamanho, embora isso nem sempre aconteça. Os lábios da vagina podem tornar-se menos firmes. A cobertura do clitóris e o monte de Vênus, na área púbica coberta por pêlos, perdem parte de seu tecido gorduroso, deixando o clitóris menos protegido e mais fácil de ser irritado. Contudo, permanece fonte de intensa sensação sexual e orgasmo, essencialmente, como acontecia na juventude.

Mulheres gozando de boa saúde e que tinham orgasmo quando mais jovens, podem continuar a tê-lo até uma idade bem avançada, mesmo depois dos oitenta anos. (Na verdade, algumas mulheres começam a ter orgasmos à medida que se tornam mais maduras.) A incapacidade orgásmica na juventude não significa necessariamente que tal padrão deve permanecer. Orgasmo de pouca duração e espasmos no útero, quando acontecem, podem ser sinais de deficiência hormonal e têm tratamento. Algumas mulheres apresentam uma marcante diminuição do bem-estar geral, o que resulta no enfraquecimento do interesse sexual que está relacionado com a falta de estrogênio. Isso pode ser aliviado ou completamente eliminado com tratamento. Contudo, estrogênios adicionais não estimulam diretamente o desejo sexual das mulheres. É interessante notar que isso acontece com os hormônios masculinos, embora não sejam utilizados no tratamento feminino por seus efeitos potenciais de masculinização.

### Tratamento de Mudanças Pós-Menopausa

*Atividade Sexual Habitual.* Mulheres que tiveram um padrão de relações sexuais habituais, uma ou duas vezes por semana, por muitos anos, parecem sofrer menos sintomas de disfunção sexual do que mulheres com padrões de relações irregulares ou esporádicos. Embora mulheres mais velhas, com padrões regulares, possam apresentar sinais de insuficiência de esteróides, sua capacidade lubrificadora permanecerá inalterada e as contrações normais durante a relação e o orgasmo continuarão mantendo o tônus muscular da vagina. O contato com um pênis também ajuda a preservar a forma e o tamanho do espaço vaginal.

Evidentemente, é impossível para um certo número de mulheres de mais idade continuarem os contatos sexuais após a doença ou morte de seus parceiros. Muitas outras mulheres nunca se casaram ou estão divorciadas ou separadas. Para elas, a auto-estimulação (masturbação) pode funcionar para preservar a capacidade lubrificadora e o tônus muscular que mantém a forma e o tamanho da vagina. Além disso, ela libera tensões, estimula o apetite sexual e contribui para o bem-estar geral. Compreendemos muito bem que muitas mulheres de mais idade não estejam preparadas para encarar a masturbação de modo positivo. Discutiremos este importante assunto mais à frente, no capítulo 6.

*Terapia de Reposição de Hormônios.* Quando o nível dos hormônios sexuais diminui durante a menopausa, a terapia de esteróides sexuais para repô-los pode reduzir substancialmente muitos dos sintomas, inclusive as reações fisiológicas ao próprio processo da menopausa e os efeitos da deficiência de esteróides sexuais que surgem após a menopausa ter acabado. A debilitação das paredes vaginais, perda da elasticidade vaginal, vaginite e secura, todas elas respondem bem às aplicações locais de cremes vaginais e supositórios com estrogênio. O complexo estrogênico natural, geralmente de uso interno sob a forma de uma pílula, pode ser eficaz na redução e modificação de vários sintomas. Todas as terapias de estrogênio *devem* ser receitadas e acompanhadas por um médico. Apesar dos estrogênios serem utilizados amplamente e com sucesso, são substâncias complexas e não devem ser auto-ministradas. Isto significa que a extensão completa dos riscos e benefícios da terapia com estrogênio ainda não foi estabelecida.

O complexo estrogênio natural tem sido utilizado por mais de trinta anos. Seu preço é relativamente baixo. A dosagem indicada para a deficiência de estrogênio durante e após a menopausa, inclusive com vaginite atrófica e prurido vaginal, pode ser determinada, em parte, pelo teste de laboratório de índice de maturação de células vaginais, realizado por um médico. O estrogênio, geralmente, é ministrado durante três semanas, com uma semana de intervalo. A dosagem correta deve ser determinada pelo médico. Os estrogênios sintéticos geralmente são mais baratos e mais potentes que suas formas naturais, mas costumam trazer mais efeitos colaterais desagradáveis e, algumas vezes, graves.

A sensibilidade ao estrogênio varia bastante de mulher para mulher. Em excesso ele pode causar retenção de líquido e aumento de peso, perturbações gastrointestinais, dores nos seios e na pélvis pelo inchaço dos tecidos, dores de cabeça, pressão arterial alta, corrimento vaginal e manchas na pele. Qualquer um destes sintomas, se ocorrer, deverá ser avaliado por um médico. Qualquer hemorragia vaginal também deve ser checada.

Poucos médicos acham que *todas* as mulheres deveriam receber terapia com estrogênio, e muitos só a ministram àquelas que sofrem grave mal-estar. As opiniões médicas variam sobre quando as mulheres deveriam começar a tomar estrogênio internamente: durante a menopausa, após ela ter terminado ou apenas quando os sintomas de deficiência de esteróide aparecerem.

Diante da recente evidência quanto a possível relação do estrogênio em uma maior incidência de câncer uterino em algumas mulheres, é imperativo que médicos e pacientes avaliem os riscos da utilização de estrogênios, os níveis das dosagens, e a duração do tratamento a ser ministrado. A Administração de Alimento e Drogas (FDA) do governo federal dos Estados Unidos tem recomendado que o estrogênio seja ministrado na menor dose efetiva e no período de tempo mais curto possível. Futuras pesquisas científicas serão necessárias para avaliar o risco que possa estar presente assim como os seus possíveis benefícios.

Além dos evidentes sintomas da menopausa, outro fator para se decidir se e quando uma mulher deve tomar estrogênios é o aparecimento de certas condições físicas: arteriosclerose (endurecimento das artérias), osteoporose (que traz dores lombares crônicas, fraturas de compressão nas costas e corcunda sifótica), atrofia dos tecidos gordurosos e perda de elasticidade da pele, que podem acontecer após a menopausa. O estrogênio pode ser útil na prevenção e tratamento dessas condições.

Embora o papel específico do estrogênio no câncer uterino esteja se tornando mais claro com novas pesquisas, também é importante saber que estrogênios *podem* atrasar o diagnóstico de câncer se médico e paciente atribuírem a hemorragia vaginal à diminuição de estrogênio e não considerarem outras causas possíveis. Qualquer mulher cuja menstruação tenha cessado e que comece a sangrar (seja durante as semanas em que está tomando estrogênio *ou* no intervalo de uma semana) deve procurar imediatamente seu médico e fazer um Papanicolaou ou outro teste para diagnóstico.

O estrogênio também pode afetar o alastramento de um câncer do sistema reprodutor e da mama, *já existente*; portanto, deve ser tomado internamente somente após um exame médico rigoroso, seguido pelo Papanicolaou e exames vaginais e dos seios duas vezes por ano. As mulheres deveriam aprender a examinar mensalmente seus seios. Muitos ginecologistas acreditam que a terapia com estrogênio não deve ser ministrada a mulheres com mastites periódicas e crônicas (tendência para a formação de quisto) ou mamogramas anormais (raios-X especiais para os seios); outros têm opinião diferente. Os estrogênios podem aumentar o risco de problemas na vesícula biliar. Doenças graves nos rins ou no fígado, alguns problemas cardíacos, excesso de peso, pressão arterial alta e diabete, ou um histórico pessoal ou familiar de câncer de mama ou uterino podem ser contra-indicações ao estrogênio.

24

Algumas mulheres apresentam apenas alguns problemas ou mesmo nenhum que prejudique seu desempenho sexual, mesmo que não sejam tratados com esteróides sexuais. Estas mulheres, aparentemente, continuam a produzir esteróides sexuais mesmo após a menopausa, apesar das quantidades diminuírem, porque estes esteróides se originam não só nos ovários mas também na glândula supra-renal. Além disso, como já mencionamos antes, mulheres com a oportunidade de manter uma atividade sexual regular apresentam menos problemas. Há algumas indicações de que a atividade sexual regular realmente estimule a produção de estrogênios.

*Remédios Caseiros.* Se as mulheres estiverem sentindo um mal-estar mínimo e não desejam usar estrogênio, um lubrificante simples que possa ser dissolvido em água pode ser colocado na vagina antes da relação para diminuir a secura e o atrito. Não use geléia de petróleo (vaselina) porque ela não dissolve na água e pode ser um veículo para a infecção vaginal.

O incômodo da "cistite de lua-de-mel" pode ser aliviado pela mudança das posições sexuais. O parceiro deve empurrar seu pênis para baixo em direção à parte de trás da vagina e do reto, em vez de dirigi-lo para a parte anterior da vagina. Isso protegerá a bexiga e a delicada uretra.

Cistites por bactérias ou vírus freqüentemente podem ser evitadas ou anuladas. Se houver predisposição para infecções, a lavagem cuidadosa da área vaginal e do pênis com água e sabão antes da atividade sexual ajuda a reduzir as possibilidades em que ela ocorre. Mulheres de mais idade devem urinar antes de manterem relação pois uma bexiga cheia é mais fácil de ser irritada. Imediatamente após a relação é útil beber grandes quantidades de água e urinar freqüentemente para expelir qualquer agente de doenças presente. Se os sintomas persistirem, é necessário procurar um médico.

Se o médico recomendar lavagens domésticas para a infecção vaginal, uma lavagem de limpeza comum é a solução de duas colheres de sopa de vinagre branco em dois litros de água morna — não quente. Encha um irrigador limpo para lavagem vaginal (ou uma bolsa de água quente com um tubo para ducha) com a solução, pendure o recipiente a uns 30 cm acima do fundo da banheira e deite-se nela. Coloque o irrigador uns quatro centímetros dentro da vagina e *lentamente* abra a torneirinha para que a água corra suavemente para dentro e depois saia. Bicarbonato de sódio (uma colher de sopa para cada litro de água), algumas vezes, é recomendado no lugar de vinagre; siga as recomendações médicas.

Como medida preventiva, o uso de calcinhas de algodão em vez das de *nylon* não-absorvente ou outras fibras sintéticas pode ajudar a evitar infecções pois permitem que o ar circule na área vaginal. Pela mesma razão, cintas modeladoras, meias-calças e calças compridas apertadas não devem ser usadas por mulheres suscetíveis a infecção.

A área do clitóris de mulheres de mais idade freqüentemente é bastante sensível a traumas e irritação; os parceiros sexuais, portanto, devem tomar cuidado quando tocarem essa área para não causarem dor. As mulheres com mais idade devem ser francas com seus parceiros, contando-lhes o que lhes dá prazer.

## Homens Com Mais Idade

Muitos homens começam a se preocupar secretamente com o envelhecimento sexual ainda na casa dos trinta, quando comparam seu nível presente de atividade sexual com desempenhos anteriores quando eram adolescentes ou adultos muito jovens. Estas preocupações tendem a se acelerar aos quarenta e cinqüenta anos e alcançam seu auge nos anos sessenta à medida que mudanças sexuais continuam a ser percebidas.

Quais as mudanças percebidas pelos homens? São bem simples: seus pênis não funcionam da mesma maneira como quando tinham menos idade. A falta de conhecimento destas mudanças, leva os homens a interpretá-las erradamente como provas alarmantes do início de uma impotência ou sua inevitabilidade. "De um ponto de vista psicossexual", dizem Masters e Johnson, "o homem com mais de 50 anos tem que enfrentar um dos grandes mitos de nossa cultura. Todo homem deste grupo etário é arbitrariamente identificado, tanto pelo público como pelos médicos, como sexualmente debilitado".

Potência é a capacidade sexual masculina para manter relações. Impotência é a incapacidade, temporária ou permanente, de ter uma ereção capaz de executar o ato sexual. (Esterilidade não deve ser confundida com impotência. Ela se refere à infertilidade ou incapacidade de gerar uma criança.) O que é uma potência normal para um homem, pode não ser para outro. Há variações na freqüência das ereções e na duração em que ela é mantida. Estas diferenças individuais freqüentemente persistem durante muitos anos, definindo padrões pessoais exclusivos. Portanto, a condição sexual presente de um homem deve ser comparada em termos de sua história presente e passada e não em relação a algum "padrão" generalizado.

Apesar das diferenças individuais, um certo número de processos graduais e previsíveis estão associados ao amadurecimento cronológico. O homem de mais idade, geralmente, leva mais tempo para conseguir uma ereção do que um jovem. A diferença é uma questão de minutos após a estimulação sexual, em vez de poucos segundos. A ereção também pode não ser tão grande, ereta e rígida como em anos anteriores. Contudo, quando o homem estiver totalmente excitado, sua ereção será firme e segura, particularmente se esse foi o padrão na juventude.

A ejaculação precoce, que na maioria das vezes é psicologicamente induzida, não costuma se desenvolver pela primeira vez depois da idade madura. É um sintoma que se origina na juventude mas pode permanecer por toda a vida. Felizmente, pode ser tratada, por exemplo, pela técnica de "compressão", quando a parceira aperta o pênis de forma a evitar a ejaculação. A parceira segura a base do pênis (onde ele encontra as glândulas) com o polegar e os dois primeiros dedos e aperta durante alguns segundos. Isso faz com que o homem perca a urgência de ejacular mas permite que o casal continue o ato sexual. Alternando estes apertos com a atividade sexual, o casal pode atrasar a ejaculação até estarem prontos para o clímax. Além disso, a ejaculação precoce pode deixar de ser um problema à medida que os anos vão passando, simplesmente porque a urgência de ejacular diminui.

A lubrificação que surge antes da ejaculação (atividade secretora da glândula de Cowper) torna-se reduzida ou desaparece completamente depois que o homem passa da idade madura, mas isso afeta muito pouco o desempenho sexual. Também há uma redução no volume do líquido seminal, o que resulta numa diminuição da necessidade de ejacular. Os jovens produzem de três a cinco ml de sêmen (aproximadamente uma colher de chá) a cada vinte e quatro horas, enquanto que os homens com mais de cinqüenta anos produzem de dois a três ml. Na verdade, isso pode ser uma vantagem indiscutível durante a relação pois significa que homens mais velhos podem segurar a ejaculação mais facilmente e, assim, fazer com que o ato sexual seja mais longo, aumentando seu prazer e permitindo que sua parceira alcance o orgasmo.

Os orgasmos podem passar a ser sentidos de maneira diferente com a idade. O jovem percebe os segundos que antecedem à ejaculação quando, então, não consegue mais se controlar. Durante a ejaculação, sente poderosas contrações e o sêmen espirra com uma força que pode levá-lo de 30 a 60 cm além da ponta do pênis. Em um homem mais velho, esse período de iminência ejaculatória é mais breve ou pode mesmo não existir. (Em alguns homens, contudo, este período na verdade aumenta devido aos espasmos na próstata.) O próprio orgasmo, geralmente, é menos explosivo, o sêmen é lançado a uma distância menor e as contrações são menos fortes. *Nenhuma* destas mudanças fisiológicas interfere com o profundo prazer orgasmático que o homem de mais idade sente, mesmo quando a etapa de pré-ejaculação está alterada ou desapareceu completamente.

O vigor do orgasmo também diminui naturalmente quando o casal, voluntariamente, prolonga as carícias sexuais antes do orgasmo. Homens de mais idade podem escolher entre um maior período de prazer sexual e um orgasmo atenuado ou um ato rápido com um orgasmo mais intenso.

Geralmente, os jovens conseguem outra ereção alguns minutos após o orgasmo; o homem de mais idade, no entanto, deve esperar um tempo mais longo (o período refratário) que pode variar de algumas horas até alguns dias, até que uma ereção completa seja novamente possível. Além disso, ao contrário do jovem cuja ereção permanece durante minutos ou mesmo horas após a ejaculação, o homem, após a maturidade, rapidamente perde sua ereção e o pênis, literalmente, escorrega para fora da vagina depois do orgasmo. Isto não é um sinal de debilitação do pênis ou de sua capacidade erétil.

Os homens com mais idade não devem cair no freqüente ardil de medir sua masculinidade pela freqüência com que mantêm relacionamentos sexuais com ejaculações. Alguns homens com mais de sessenta anos ficam satisfeitos sexualmente com uma ou duas ejaculações por semana devido à diminuição da produção de sêmen. Outros, especialmente se foram menos ativos sexualmente na juventude, não ejaculam com esta freqüência. Qualquer que seja a freqüência habitual, e apesar de geralmente os homens poderem se forçar a ejacular mais freqüentemente, se deixarmos que cada um escolha por si, todos descobrirão sua própria freqüência ideal. Lembre-se que a atividade sexual não precisa se limitar à capacidade ejaculatória. Os homens que conhecem a si mesmos e se sentem bem podem manter relações na freqüência que desejarem, mas, talvez, só ejacular uma vez a cada duas ou três vezes em que façam amor. Ao segurar a ejaculação, o homem de mais idade pode rapidamente ter seguidas ereções, mantendo relações e as sensações agradáveis produzidas por elas com a freqüência e duração que ele e sua parceira desejarem. Assim, é proveitoso que os homens e mulheres questionem a idéia de que uma ejaculação é algo obrigatório em todo contato sexual e que cada homem determine seu próprio programa de ejaculações.

A fertilidade masculina — produção de esperma — geralmente termina na década dos setenta, apesar de haver casos em que continuou até noventa anos. Um urologista pode determinar a presença de espermatozóides vivos examinando o sêmen com um microscópio. É importante repetir que a fertilidade não tem nenhuma relação com potência; mesmo que um homem perca sua capacidade para gerar filhos, sua capacidade de manter relações não é afetada.

Os homens, geralmente, não perdem sua capacidade de terem ereções e ejaculações com a idade. Os problemas que podem ocorrer, principalmente impotência, freqüentemente são causados por dificuldades físicas ou psicológicas e são geralmente tratáveis. Além disso, um padrão de atividade sexual regular ajuda a preservar o funcionamento sexual.

*Existe Uma Menopausa Masculina?* Os homens vivem um período em suas vidas que possa ser comparado, física ou psicologicamente, à interrupção da menstruação feminina e à perda dos hormônios estrogênios? Seguramente, não há uma "menopausa" física ou climatério no homem que possa ser considerado análogo ao das mulheres, porque a perda dos hormônios nos homens não acontece subitamente.* A diminuição da testosterona, o hormônio masculino, acontece em ritmo gradual à medida que se vai envelhecendo, e há grandes variações de homem para homem. Na verdade, o ritmo do declínio torna-se mais lento depois da maturidade. Alguns homens de mais idade, contudo, têm níveis de testosterona idênticos aos dos jovens. Poucos homens sofrem de sintomas específicos que possam ser atribuídos diretamente aos níveis baixos de andrógeno. Sintomas psicológicos específicos também são raros e geralmente podem ser considerados como conseqüência de outras circunstâncias de sua vida como reações à aposentadoria, ao envelhecimento como um todo ou outras pressões psicológicas.

Com a sofisticação e o maior número de dados confiáveis de pesquisas sobre os níveis de hormônio masculino, no futuro talvez seja possível definir o climatério masculino, especialmente em relação a algumas das mudanças que atualmente acompanham o envelhecimento masculino. Contudo, ele será bem diferente de nosso conceito de menopausa feminina, com sintomas bem menos definidos e prognosticáveis.

*Estamos Falando de "Envelhecimento" ou Processos de Uma Doença?*

Ainda não sabemos se todas as mudanças fisiológicas que descrevemos neste capítulo, principalmente as masculinas, são processos de "envelhecimento normal" ou sintomas de condições físicas reversíveis. Certamente, a reposição de hormônios já ajudou muito as mulheres. O mesmo poderá vir a ser verdade para os homens. O fato de um homem levar mais tempo para conseguir uma ereção à medida que se torna mais velho, ou exigir um período de tempo mais longo antes que uma nova ereção aconteça após o último ato sexual, poderia estar relacionado com a redução da nutrição, do fornecimento sangüíneo e de oxigênio devido ao enrijecimento das artérias (que os médicos chamam de arteriosclerose). Várias pesquisas recentes

---

\* Na verdade, a perda de hormônios nas mulheres ocorre *em impulsos* e nunca numa interrupção súbita e única.

demonstraram que a maioria das mudanças físicas atribuídas ao envelhecimento são, na verdade, devidas a uma variedade de fatores, principalmente as doenças vasculares. Os sistemas integrados do corpo que unem muitas de suas funções — o sistema circulatório, o sistema endócrino ou hormonal, o sistema nervoso central — todos têm um papel no declínio do funcionamento quando são afetados por alguma doença. Estamos apenas começando a conhecer os fundamentos do próprio processo de envelhecimento: se há um marcapasso do sistema nervoso central que determina as mudanças; se há reduções na velocidade das reações e no metabolismo.

É possível que, no futuro, a atividade sexual entre pessoas de mais idade seja ainda melhor pois ela já tem melhorado à medida que conseguimos diferenciar as doenças das pessoas de mais idade do processo de envelhecimento, e começamos a tratar e prevenir estas doenças em uma escala maior. Além disso, se os fatores de envelhecimento tornarem-se mais definidos e se descobrirmos agentes que retardem diretamente o processo de envelhecimento, poderá haver mudanças ainda maiores no quadro sexual. O que homens e mulheres razoavelmente saudáveis precisam lembrar, mesmo sob a limitação de nossos conhecimentos atuais, é que a atividade sexual — qualquer que seja o grau e forma que desejarem expressá-la — deve continuar a ser possível, normal, agradável e benéfica. As outras pessoas de mais idade, com doenças bastante comuns, também podem adaptar seus desejos sexuais, na maioria dos casos, para conseguirem uma expressão satisfatória. Nem a idade, nem a maioria das enfermidades, automaticamente implicam no fim do sexo.

# 3.

# Sexo e os Problemas Médicos Comuns

*Doença e Sexo*

Obviamente, as moléstias afetam a sexualidade das pessoas. Uma doença aguda, por ser súbita e grave, tem um efeito imediato. O corpo se envolve totalmente na confrontação com a ameaça física, e a ansiedade é grande até a crise passar e a extensão completa da doença ser conhecida. Compreensivelmente, as pessoas, nessas circunstâncias, dão pouca ou nenhuma atenção e energia para as sensações sexuais. Depois que a fase aguda passa, a maioria das pessoas lentamente volta-se para a sexualidade; mas se o tempo de recuperação é longo ou se a doença ocasionar uma condição crônica para toda a vida, podem surgir problemas. Discutiremos algumas das condições mais comuns que podem afetar diretamente a sexualidade de pessoas com mais de sessenta anos.

*Doença Cardíaca.* Na faixa etária entre os quarenta e cinco e sessenta e quatro anos, a ocorrência de doença cardíaca é quase três vezes maior nos homens do que nas mulheres. A partir dos sessenta e cinco anos a diferença é menor e acredita-se que mulheres que já passaram pela menopausa estejam menos protegidas devido à redução dos níveis de estrogênio.

Ataques de coração (ataques coronários) fazem com que muitas pessoas desistam inteiramente do sexo supondo que seja um risco para suas vidas. A maioria dos médicos recomenda que a relação seja interrompida por algumas semanas ou meses (geralmente de oito a quatorze semanas — pergunte a seu médico) imediatamente após o ataque, para dar um bom período de tempo para os processos de recuperação\*. Mas depois deste período, segundo diversos especialistas, o sexo pode e deve ser retomado, dependendo do interesse do paciente, estado de saúde geral e demais condições. Alguns propõem um teste funcional para a determinação de quando seria seguro a retomada: se você puder caminhar rapidamente por três quarteirões sem sentir nenhum desconforto no peito, dor, palpitação ou falta de ar, você provavelmente estará em condições para manter atividade sexual.

O sexo pode ser realizado de maneira segura sem o sacrifício do prazer e da qualidade. As pesquisas nos informam que, de maneira geral, os casais levam de dez a dezesseis minutos em uma relação. O consumo de oxigênio em sexo se aproxima do necessário para subir um ou dois lances de escada, caminhar rapidamente a uma velocidade de 3 a 4 quilômetros por hora ou concluir várias tarefas ocupacionais comuns. Em atividades sexuais médias, as batidas do coração variam de 90 a 160 batimentos por minuto, que é o nível para atividades físicas de leves a moderadas. A pressão sangüínea sistólica (o número mais alto da leitura da pressão, que reflete a fase de contração da atividade cardíaca) pode dobrar de 120 para 240, e o ritmo respiratório aumenta de 16 ou 18 para cerca de 60 respirações por minuto. Estes "sinais vitais" aumentam apenas um pouco mais nos homens do que nas mulheres, talvez devido em parte à habitual posição masculina em cima. Relações realizadas de lado ou com a mulher em cima podem ajudar a reduzir o esforço do homem se for ele quem tem problema cardíaco. Estas posições evitam o gasto extra de energia pelo uso prolongado dos braços e pernas para apoiar o corpo. O condicionamento físico adequado sob a orientação de um médico também pode ser proveitoso.

Programas de exercícios físicos intensificam o desempenho cardíaco para uma série de atividades, inclusive sexo.\*\* Antes de iniciar um programa de exercícios, você pode pedir a seu médico que lhe faça alguns testes nos quais seja realizado um eletrocardiograma (ECM, registrado por um instrumento que traça as correntes elétricas do coração e fornece informação sobre a condição cardíaca saudável ou doente) enquanto você realiza diversos tipos de exercícios. Este é o chamado "ECM de esforço". Um registro eletromagnético em fita de seu ECM durante o ato sexual pode ser feito em sua própria casa. É chamado de Teste de Tolerância Sexercício de Hellerstein.

---

\* A masturbação pode começar bem antes que você esteja apto para as relações sexuais e é uma boa maneira para iniciar sua volta à atividade sexual.
\*\* Exercícios isométricos podem não ser aconselháveis para certos tipos de paciente pois causam mudanças na pressão da aorta, o maior vaso sangüíneo do coração. Pergunte a seu médico.

Os doutores H. E. Hellerstein e E. H. Friedman estudaram a atividade sexual de homens, após a recuperação de um ataque cardíaco agudo, monitorando suas atividades sexuais na privacidade do lar de seus pacientes. Eles afirmaram que se o paciente pudesse desempenhar exercícios como caminhadas vigorosas e outras atividades especiais, sem sintomas de anormalidade no ritmo dos batimentos cardíacos, pressão sangüínea ou mudanças no ECM, geralmente podia-se recomendar a retomada da atividade sexual com segurança e diversos tipos de empregos em indústrias.

Deve-se lembrar que exercícios físicos levam a uma menor probabilidade de ocorrência de um ataque do coração. A pessoa sedentária pode ser mais propensa a um ataque das coronárias e menos capaz de sobreviver a essa experiência. Excessos na alimentação e nas bebidas, antes da relação sexual, também podem exigir um esforço extra do coração. Evidentemente, se a condição do coração estiver debilitada a ponto de ser iminente um ataque, ele ocorrerá com qualquer esforço físico, não só com sexo. Também é preciso entender que a própria excitação sexual (mesmo sem a relação) afeta os sinais vitais — apesar da menor intensidade, do que durante o próprio ato sexual. Assim, na ausência de uma forma de descarga sexual, o impulso poderá se prolongar causando frustração psicológica que, provavelmente, produzirá efeitos físicos adversos. Finalmente, diversas atividades diárias não-sexuais que as pessoas provavelmente não irão deixar de realizar produzem um aumento maior do ritmo cardíaco e respiratório do que a relação sexual.

A impotência pode ocorrer, após um ataque cardíaco, tanto por razões físicas como psicológicas. Um homem pode sentir dores no peito (*angina pectoris*) durante vários tipos de esforço, inclusive sexo, o que o intimida, dificultando a ereção. Para neutralizar esta dor, dilatadores coronários como nitroglicerina, receitada por um médico, podem ser ingeridos, para melhorar a circulação e reduzir a dor, um pouco antes da relação. Uma segunda causa, comum e compreensível, da impotência é o medo de provocar outro ataque e arriscar-se a morrer. Entretanto a incidência de morte durante relações é estimada em menos de um por cento das mortes súbitas por ataque das coronárias. (Em uma das principais pesquisas, seu número não ultrapassa a 0,3 por cento!) Desta pequena porcentagem, sete enre dez mortes aconteceram em relações extraconjugais, o que sugere que o *stress* associado a esses casos, como pressa, culpa e ansiedade foi um fator propiciatório importante.

Os médicos nem sempre aconselham adequadamente seus pacientes sobre a retomada da atividade sexual após um ataque de coração. Podem ser excessivamente conservadores ou não compreenderem a importância do sexo para seus pacientes. Se você quiser mais informações do que as que seu médico lhe deu, faça perguntas e peça orientações específicas, inclusive um programa de condicionamento físico. Seu parceiro ou parceira também precisa estar bem informado e ser consultado sobre qualquer mudança em seu tipo de vida, inclusive a atividade sexual, que seja necessária. *Na maioria das circunstâncias há poucas razões para se abster de sexo após um ataque do coração e muitas para que se continue a praticá-lo.* Prazer, satisfação, descarga de tensão, exercício suave e uma sensação de bem-estar, são alguns dos benefícios.

Episódios de insuficiência cardíaca congestiva são também comumente chamados de ataques cardíacos. Quando compensados por digitális, diuréticos e dieta, o sexo novamente torna-se uma possibilidade ativa. Duas ou três semanas de recuperação são aconselháveis antes que o sexo seja retomado. Você deve ser capaz de andar rapidamente por três quarteirões sem falta de ar.

Pacientes com marca-passos cardíacos não precisam desistir do sexo. Limitações em todas as formas de atividade física são aconselhadas, durante as primeiras duas semanas após a implantação, para que haja recuperação. Depois dependerá de uma avaliação da condição cardíaca subjacente.

É seguro para muitos pacientes com problema cardíaco atribuído à hipertensão — pressão sangüínea alta — terem sexo. (Muitas pessoas com hipertensão não têm uma debilitação significativa da função cardíaca.) Pacientes com hipertensão de média a moderada, homens ou mulheres, não precisam se restringir sexualmente. Devem, no entanto, manter sua hipertensão bem controlada por terapia à base de medicamentos e manterem uma boa aptidão física. Casos muito graves de hipertensão podem exigir algumas modificações na atividade sexual; seu médico poderá julgar se é necessário fazer mudanças.*

*Derrames.* Derrames (acidentes cerebrovasculares) necessariamente não exigem a interrupção do sexo. É muito pouco provável que outros derrames aconteçam por causa do esforço dispensado ao sexo. Se houve paralisia, posições sexuais mais adequadas deverão ser escolhidas para compensá-la.

*Diabetes.* Existem vários tipos de diabetes e um deles é comum depois da maturidade. A maioria dos homens com diabetes *não* é impotente, mas é uma das poucas doenças que pode causar diretamente impotência crônica nos homens. A impotência ocorre duas a cinco vezes mais freqüentemente em diabéticos do que na população em geral, apesar do interesse e do desejo sexual permanecerem.

---

\* Alguns medicamentos utilizados para controlar a pressão arterial podem causar problemas na função sexual, porém seu médico é o único capacitado para avaliar qualquer alteração. (Nota da revisora técnica)

Inclusive a impotência pode ser o primeiro sintoma de diabete. A maioria dos casos de impotência, provocada pela diabete, é reversível. Se a doença foi mal controlada, há grande chance de que com um controle adequado, volte a potência. Quando ocorre impotência em diabetes bem controlada, pode ser permanente. (Infelizmente, se você estiver diabético há muito tempo, há grandes chances de que a impotência torne-se crônica e irreversível.) É mais difícil avaliar os efeitos da diabetes nas mulheres pois elas não têm um indicador físico óbvio como a ereção.

*Artrite.* Há duas formas principais de artrite que podem causar dor durante a atividade sexual. Na artrite reumatóide, medicamentos simples como a aspirina são utilizados para diminuir a dor e tentativas com novas posições sexuais que não aumentem a dor nas articulações sensíveis geralmente são proveitosas. Um programa de exercícios bem estabelecido, descanso e banhos quentes são especialmente úteis na redução do mal-estar causado pela artrite e facilitam o sexo. Na verdade, grande parte da invalidez causada pela artrite reumatóide resulta da inatividade. A pessoa tende a manter suas articulações dolorosas em posições confortáveis, e elas se tornam endurecidas, e até mesmo "congeladas".

Seu médico pode prescrever uma série de exercícios que aumentem a flexibilidade de suas articulações e fortaleçam os seus músculos. Da mesma maneira deverá estimulá-lo para levar avante as atividades domésticas usuais e necessárias assim como aquelas feitas fora de casa. Mantenha uma postura ereta quando estiver de pé e caminhando. Sente-se aprumado em cadeiras de encosto reto. Descanse na cama, várias vezes ao dia, por períodos curtos. Em geral, procure descansar ou dormir em uma posição reta, apoiando as costas. Você pode usar um pequeno travesseiro embaixo da cabeça mas *não* sob seus joelhos, pois ele pode provocar joelhos enrijecidos e curvados.

O calor relaxa os espasmos musculares e é proveitoso após a realização de seu programa de exercícios e, também, antes do sexo. Vários tipos de calor podem ser usados como lâmpadas, almofadas elétricas, compressas quentes, banhos de banheira, chuveiradas e banhos de parafina. Um banho de banheira diário com água morna, mas não quente, e por um período que não ultrapasse vinte minutos, é excelente. Se você permanecer muito tempo no banho, ele pode ser fatigante. Durante as relações pode-se dar preferência à posição lado a lado tanto para os homens como para as mulheres, especialmente quando o paciente tem várias áreas delicadas e pontos que possam desencadear dor. Experimente até descobrir as posições em que se sente melhor.

Há evidências que sugerem que a atividade sexual regular ajuda a artrite reumatóide, provavelmente pela produção da glândula supra-renal do hormônio cortisona, e por causa da atividade física envolvida. Além disso, como o *stress* emocional resultante também da insatisfação sexual pode piorar a artrite, a atividade sexual tende a ser proveitosa na manutenção de um bom funcionamento geral.

A osteoartrite (doença degenerativa das articulações que surge com a idade) geralmente é suave e não-inflamatória. Esta artrite raramente interfere com sexo.

*Anemia.* Uma entre quatro pessoas com mais de sessenta anos tem, em certa medida, anemia, uma causa comum de fadiga e a conseqüente redução da atividade sexual. A anemia pode se desenvolver insidiosametnte mesmo após uma infecção branda, geral ou localizada, ou como resultado de uma dieta desequilibrada. Cansaço, perda de apetite e dores de cabeça são alguns dos primeiros sintomas. Como a anemia, em si, é um sintoma de diversas doenças, indica-se um exame médico. Seu tratamento é importante. Freqüentemente, uma dieta enriquecida com as vitaminas adequadas e sais minerais é o suficiente para restaurar tanto a energia como a atividade sexual.

*Dores lombares.* Dores nas costas na região lombar perto da base da espinha são comuns entre pessoas com mais idade. Talvez sua causa mais freqüente seja o esforço exercido pelo uso repentino dos músculos das costas em uma pessoa geralmente inativa. Nas mulheres, pode ser causada pela osteoporose (amolecimento pós-menopausa dos ossos), relacionada com a redução dos níveis de estrogênio. Hérnia de disco e artrite são outras causas de dores nas costas tanto dos homens como das mulheres.

Colchão e estrado firmes são necessários para a maioria das pessoas que sofrem de dores nas costas. Uma tábua de madeira compensada de, no mínimo, 1,5 cm de espessura e do mesmo tamanho do colchão pode ser colocada entre ele e as molas do estrado para se conseguir um apoio extra. Exercícios são úteis para a maioria das formas de dores nas costas, mas você deve pedir instruções a seu médico para seu caso individual. Mulheres com osteoporose podem conseguir melhoras advindas tanto da ministração de estrogênio como de exercícios. Hérnias de disco freqüentemente reagem bem a exercícios, embora, algumas vezes, exijam repouso prolongado na cama; em certos casos é necessário o tratamento cirúrgico. As pessoas com dores nas costas produzidas por artrite devem seguir o programa descrito anteriormente para artrite. A atividade sexual, em si mesma, é uma excelente forma de exercício terapêutico para as costas, músculos do estômago e da pélvis, e se for realizada de maneira regular e razoavelmente vigorosa pode ajudar a reduzir as dores nas costas. Durante o ato, a posição de lado pode ser a mais confortável se os músculos das costas estiverem sensíveis. A pessoa com dor nas costas também pode preferir deitar-se sobre as costas com o parceiro ou parceira em cima. Áreas doloridas podem ser apoiadas em travesseiros.

*Hérnia ou ruptura.* Hérnia ou ruptura é a projeção de uma parte do intestino através de uma abertura ou um ponto fraco da parede muscular abdominal que o contém. A principal complicação a se evitar é o estrangulamento, a interrupção do fornecimento de sangue resultando na morte do tecido, que é uma emergência cirúrgica. Esforço violento de qualquer tipo, inclusive durante o ato sexual, algumas vezes, pode aumentar os sintomas da hérnia com a dor, e mais raramente, provocar estrangulamento. Muitos cirurgiões recomendam cirurgia corretiva em vez de se esperar que surja uma situação de emergência para se operar.

*Doença de Parkinson.* Doença de Parkinson é uma perturbação progressiva do sistema nervoso depois da idade madura. Caracteriza-e por tremores, lentidão dos movimentos, paralisia facial parcial, postura e porte peculiares. A depressão, comumente associada com a doença de Parkinson, pode causar impotência nos homens e a perda do interesse sexual em ambos os sexos. Quando há envolvimento orgânico avançado, contudo, a impotência pode ser relacionada fisicamente com a doença. Pacientes com doença de Parkinson que recebem tratamento com drogas como L-dopa podem apresentar melhora no desempenho sexual, em grande parte por causa da melhoria de seu bem-estar geral e maior mobilidade.

*Prostatite crônica.* A diminuição do desejo sexual nos homens pode estar associada à prostatite crônica. Esta doença é uma inflamação da glândula próstata, um órgão do tamanho de uma noz, localizado imediatamente abaixo da bexiga do homem. Produz o líquido leitoso lubrificante que transporta o esperma durante a relação sexual. A prostatite caracteriza-se por um histórico de corrimento esbranquiçado pelo pênis, geralmente pela manhã ou ao fazer esforço no toalete. Podem estar presentes, também, dor na região do períneo (a área entre o escroto e o ânus) e na base do pênis ao urinar ou ejacular. A massagem da próstata alivia a dor. O tratamento inclui antibiótico, banhos de assento e massagens brandas periódicas na próstata por um médico. O desejo sexual geralmente volta quando a dor diminui, especialmente quando a dor após a ejaculação é eliminada.

Muitos médicos acreditam que a prostatite pode ser causada tanto pela atividade sexual muito freqüente como pela sua falta. A causa da dor entre o ânus e o escroto após a ejaculação pode ser uma prostatite branda; outras causas podem ser congestão devido a preliminares sexuais sucessivas ou muito longas, ou um orgasmo insatisfatório. Contudo, a causa mais comum é o sexo pouco freqüente que causa a congestão da área pélvica. O tratamento nestes casos consiste em relações sexuais mais freqüentes, massagens prostáticas e banhos quentes de assento.

Sempre que se pensar na possibilidade de prostatite, deve-se evitar o álcool. Se, depois da relação se desenvolver uma retenção urinária, como algumas vezes acontece, poderá ter sido causada pela combinação de grande ingestão de líquidos e o efeito sedativo do álcool. Se também houver um aumento da próstata sem inflamação, a ingestão excessiva de líquidos, inclusive álcool, pode levar à retenção urinária.

*Incontinência de esforço.* Algumas mulheres desenvolvem incontinência de esforço (causada pelo prolapso da bexiga), uma condição na qual há vazamento da urina devido à incapacidade momentânea de controlar a bexiga. Isso acontece principalmente quando elas riem, tossem, se envolvem no ato sexual ou, de maneira geral, fazem algum esforço. A dispaurenia, ou relação sexual dolorosa, também pode estar presente. A incontinência de esforço é vista mais freqüentemente em mulheres que tiveram um certo número de filhos, algumas vezes com lesões não tratadas após os partos, com o resultante relaxamento dos suportes do útero e da bexiga. Também aparece em mulheres que tiveram o útero removido (histerectomia). Tecidos de apoio frouxos podem fazer com que a bexiga seja projetada na vagina (cistocele). O estrogênio, em medicação oral ou aplicada no local em forma de creme pode ajudar a firmar o interior da vagina e desta forma reduzir a irritação da bexiga projetada. Exercícios especiais, chamados exercícios de Kegel (descritos no capítulo 5) são bastante úteis. Em casos graves, pode ser necessário o tratamento cirúrgico para retesar os tecidos de suporte.

Hernialização, ou prolapso do útero e do reto (rectocele) podem ocorrer sozinhos ou em associação com o prolapso da bexiga. O tratamento cirúrgico geralmente tem bons resultados.

*Vagina excessivamente aumentada.* Mulheres que tiveram um certo número de filhos, ou partos difíceis ou cortes na abertura da vagina na época do parto podem apresentar uma vagina excessivamente aumentada. Uma restauração plástica, anterior e posterior, um procedimento cirúrgico, pode reconstruir a vagina com sucesso e tornar o sexo mais agradável.

*Doença de Peyronie.* Esta doença, encontrada no homem, produz o arqueamento do pênis para cima com a haste formando um ângulo para o lado direito ou esquerdo. O espessamento fibroso das paredes dos vasos sangüíneos (*corpora cavernosa*) do pênis é o responsável pelos sintomas, mas a causa é desconhecida. Os resultados do tratamento não podem ser previstos. Algumas vezes os sintomas desaparecem espontaneamente após aproximadamente quatro anos. O tratamento corrente é feito com p-aminobenzoato durante aproximadamente seis meses. A cortisona, ingerida oralmente ou por injeções algumas vezes é eficaz. Não há evidências de que a vitamina E funcione. As relações podem ser dolorosas e se o pênis formar um ângulo muito fechado, impossíveis. Entretanto, em muitos casos de doença de Peyronie o sexo pode continuar. Esta moléstia é considerada rara mas já vimos um número suficiente de casos para acreditarmos que ela seja mais comum do que se acredita.

Se você teve que se abster de sexo por razão médica durante um certo período de tempo, alguns reajustamentos serão necessários quando a atividade sexual for retomada. A estimulação sexual irregular ou pouco freqüente pode interferir com o funcionamento sexual saudável, afetando negativamente a potência masculina e a lubrificação, o formato vaginal e a tonicidade muscular na mulher. Estas dificuldades provavelmente irão desaparecer quando a atividade for retomada e não se deve desencorajar diante das dificuldades iniciais. Quando um parceiro sexual não está presente (como, por exemplo, na viuvez) ou quando as circunstâncias não permitem que se mantenha contato com o parceiro, tanto os homens como as mulheres podem proteger grande parte de sua capacidade sexual através da masturbação regular, a menos que pessoalmente isso seja inaceitável.

*Impotência Causada por Causas Físicas*

Impotência é a perda da capacidade masculina para conseguir uma ereção suficiente para o relacionamento sexual. *Não* faz parte do processo de envelhecimento normal. Como os homens de mais idade são capazes de desempenho sexual, se ocorrer impotência, é importante investigar a causa ou causas e tratar esta condição. *A maioria* das impotências têm causas psicológicas, o que se discutirá no capítulo 4; mas algumas vezes pode ser causada ou associada a moléstias orgânicas. Portanto, torna-se imperativo que o homem seja examinado por um médico para que se determine se uma condição física está agindo como causa parcial ou total de sua impotência. A seguinte situação masculina é esclarecedora:

"Devo fazer 76 anos dentro de alguns meses e acabei de me casar com uma senhora de 60 anos, no ano passado. Durante três meses, tivemos um relacionamento perfeito. Então tive um acesso de gripe e perdi minha força. Agora estou me recuperando mas não sinto desejo nem ereção. Minha esposa está desanimada e meu médico só me diz para tomar vitaminas."

Este homem tem "impotência secundária" o que significa que foi potente pelo menos por parte de sua vida mas em determinado momento, a potência tornou-se um problema.* A gravidade da impotência varia desde a incapacidade de conseguir ter uma ereção em algumas ocasiões, na maior parte do tempo, ou sempre. A impotência também se refere à incapacidade de *manter* a ereção durante certo tempo mesmo se foi possível consegui-la. A falta de uma ereção matinal ao acordar é uma forte indicação de uma causa física do problema. (Por outro lado, ereções e emissões noturnas (polução noturna) e a capacidade para conseguir uma ereção através de masturbação ou ao acordar são sinais favoráveis da presença de potência física e indicam que talvez haja uma causa psicológica.)

Há uma série de causas físicas para a impotência secundária. Quando ela é resultado dos casos mais comuns, geralmente pode ser reversível. Drogas — especialmente anti-hipertensivos, tranqüilizantes e antidepressivos — muitas vezes são as responsáveis. Ao serem interrompidas, a potência volta. O álcool é um dos principais culpados; apesar de poder intensificar o desejo, freqüentemente prejudica a capacidade para manter a atividade sexual.

Diabetes (como já mencionamos anteriormente) e algumas doenças hormonais mais raras podem causar impotência que freqüentemente é reversível. Como veremos mais adiante, um dos três procedimentos cirúrgicos para reduzir o tamanho da próstata, algumas vezes, pode provocar impotência. Pode haver fundamentos neurológicos (sistema nervoso) que provoquem impotência. A debilitação da circulação sangüínea é uma causa freqüente mas, também, pode ser tratada. Em uma condição, síndrome de Leriche, há uma redução intermitente do suprimento de sangue necessário para a ereção. Dores nas coxas ou claudicações, que são atenuadas por repouso, freqüentemente acompanham esta síndrome. A correção cirúrgica pode restaurar a potência sexual e eliminar o coxear.

O tratamento médico para a impotência secundária inclui o tratamento de doenças subjacentes específicas e, ocasionalmente, o trtamento com sucesso de hormônios. Atualmente a terapia de hormônios para homens (reposição de esteróide sexual) é controvertida e experimental. A reposição de testosterona, o hormônio masculino, tem poucos benefícios permanentes reconhecidos sobre os problemas de homens de mais idade, particularmente impotência, a menos que haja uma comprovada deficiência testicular na produção de hormônios masculinos (hipogonadismo, uma condição rara).

---

\* "Impotência primária" é uma condição relativamente rara na qual o homem nunca foi capaz de ter uma ereção suficiente para o ato sexual.

Qualquer benefício advindo da testosterona deve se apresentar em três ou quatro semanas, mas mesmo naqueles homens que parecem responder a este tratamento, as melhorias geralmente têm vida curta.* Efeitos benéficos não costumam ser mantidos indefinidamente, mesmo que haja uma continuada ministração de hormônio, exceto em deficiências bem definidas. Pode haver efeitos colaterais como retenção de líquido e há evidências que indicam que a testosterona pode estimular o crescimento já existente da próstata; por isso não deve ser ministrada se a próstata estiver aumentada.

A prótese peniana (implante rígido de silicone) pode ser utilizada em impotência orgânica intransigente com sucesso ocasional. Um anel de borracha também pode ajudar (a menos que haja impotência absoluta). Este objeto de borracha resistente é enfiado no pênis parcialmente ereto. Fixado firmemente na base do pênis, segura o sangue necessário para a ereção.**

Como a impotência é um problema generalizado, uma série de tratamentos questionáveis se desenvolveram. A medicina popular está cheia de supostos remédios. Alguns médicos, como se sabe, receitam ostras, verduras, e grandes quantidades de vitaminas B12 e E. Também há "médicos de rejuvenescimento" e negociantes não-médicos que produzem e vendem um número infindável de substâncias e objetos que são anunciados como rejuvenescedores da potência sexual. As pessoas de mais idade são os alvos prediletos de esquemas fraudulentos contra o consumidor e de truques que prometem "fazer com que você pareça mais jovem" e "garantidos" na prevenção ou cura da impotência. O Serviço de Reembolso Postal norte-americano nos forneceu uma lista de panacéias sem o menor valor ou supostos afrodisíacos. Entre os nomes comerciais estão "Cantárida do México em Forma Líquida", "Poção de Amor Instantâneo", "Estimulante Sexual para Mulheres", "Erva do Cachorro Louco", "Sedução Mágica", "Tabletes Supernaturais", "Pastilhas Européias do Amor" e "Pêndulo Linga para Aumento e Fortalecimento do Pênis". Fizemos uma lista com nomes científicos e populares de uma série de supostos

---

\* Há médicos, entre eles o endocrinologista Dr. Robert Greenblatt que são mais otimistas sobre a eficácia e segurança da terapia de testosterona para a impotência, principalmente quando o hormônio é ministrado de forma intramuscular (por injeções) em um regime específico. O médico pessoal do paciente deve determinar o melhor tratamento.

\*\* Há que se ter muito cuidado com este anel, já que se for colocado durante muito tempo, ou muito apertado, pode causar lesões graves no pênis. (Nota da revisora técnica)

afrodisíacos. Tome cuidado com eles. Se parecerem agir, isso se deve apenas ao poder de sugestão e qualquer "cura" provavelmente será temporária. Alguns são extremamente perigosos; a cantárida por exemplo, pode matar.

*Alguns Falsos Afrodisíacos*

| | |
|---|---|
| Álcool | Principalmente vinhos |
| Cantárida | Tintura de *Cantharis vesicatoria* |
| Capsicum | Extrato de *Capsicum frutescens* (pimenta-de-caiena, da América do Sul) |
| Cimicifugin | Resina de *Cimicifuga racemosa* (dragúnculo negro) |
| Cubeb | Resina oleosa de *Piper cubeba* (de Java) |
| Damiana | Das folhas de *Turnera diffusa* (do México) |
| Ergotina | Alcalóides da *Claviceps purpurea* |
| Maconha | *Cannabis sativa* |
| Nux vomica | Extrato das sementes de *Strychnos nux-vomica* |
| Sanguinária | Extrato de *Sanguinaria canadensis* (sanguinária do Canadá) |
| Vitamina E | d-Alpha-tocopherol |

*Cirurgia e Sexo*

É compreensível que as pessoas tenham medo de cirurgia em seus órgãos sexuais. Sentem-se temerosas das possíveis conseqüências sexuais, além da apreensão usual causada pela operações cirúrgicas. As mulheres geralmente acreditam que a remoção do útero (histerectomia) ou de um seio (mastectomia) tornam-nas "menos mulheres". Os homens temem que a cirurgia prostática signifique o fim da vida sexual. É tranqüilizador saber que as evidências médicas não confirmam a maioria desses temores.

*Histerectomia* (*remoção do útero*). Tecnicamente, histerectomia é a remoção do útero. Além disso, os ovários e as trompas de Falópio também podem ser removidos (veja desenho no fim do livro). Muitas histerectomias são feitas em conseqüência da existência de tumores benignos (não-cancerosos) chamados fibromas (ou miomas), que não causam problemas enquanto permanecerem pequenos mas exigem cirurgia se crescem e trazem mal-estar. Não há evidência médica de que a remoção cuidadosa do útero, com ou sem a remoção dos ovários, cause *qualquer* mudança no desejo sexual ou no desempenho das mulheres. Problemas sexuais provavelmente serão devidos a temores psicológicos: de invalidez sexual, ou perda da feminilidade e atrativos para os homens, ou perda do desejo sexual. Muitas mulheres se preocupam com o envelhecimento prematuro ou temem desenvolver características masculinas depois de passarem por uma histerectomia, mas suas apreensões não têm base científica.

Pode surgir dor durante o sexo (dispareunia) se a relação for retomada antes de quatro semanas após a histerectomia, devido à cicatrização incompleta da vagina. Exceto por esse desconforto temporário, uma histerectomia não causa modificação em nenhuma parte da vagina envolvida na relação. Apesar do colo do útero não estar mais presente no fundo da vagina, isto não afeta o ato ou desejo sexuais. Em mulheres, nas quais a menopausa ainda não terminou e que tiveram o número de filhos que desejavam, o desejo sexual, na verdade, pode aumentar após a cirurgia, porque deixam de se preocupar com uma possível gravidez. Se os ovários forem removidos, a perda de estrogênio pode trazer mudanças no revestimento da vagina, mas, como já assinalamos, isto é tratável. Aquelas que costumavam passar por instabilidade emocional pré-menstrual, poderão notar que elas desapareceram. A remoção dos ovários após a menopausa geralmente produz menos sintomas diretos do que a cirurgia antes da menopausa porque, então, os ovários já deixaram de funcionar ou apresentam uma redução substancial na produção de estrogênio. Por outro lado, a remoção completa ou de partes do aparelho reprodutor feminino, símbolos poderosos da feminilidade, freqüentemente trazem significantes efeitos psicológicos. Se a mulher considerar a cirurgia como uma "castração" simbólica, terá que resolver este problema sozinha ou com ajuda exterior. Deve compreender que a remoção não produz a erradicação da sexualidade, dos seus aspectos atraentes nem diminui sua feminilidade.

*Mastectomia (Remoção do Seio)*. Apesar da maioria das massas nos seios ser benigna, infelizmente, a probabilidade de câncer nos seios aumenta com a idade. A remoção de um seio, ou mastectomia, é feita quando uma massa na mama mostra-se maligna (cancerosa).* Há diversos tipos de mastectomia, desde a remoção da massa e

---

* A descoberta precoce do câncer de mama é essencial para reduzir desnecessárias perdas de vida. Além de exames de rotina pelo seu médico, e o uso de novas técnicas para ajudá-lo em seu diagnóstico (por exemplo, mamografia com raio-X de voltagem baixa) você deve realizar auto-exame mensal. Converse com seu médico, ele a ensinará a fazer um auto-exame das mamas que ajudará a detectar qualquer alteração precocemente. (Sobre este assunto, a leitora poderá ler, com proveito, *Por Que Eu?*, de Rose Kushner, Summus Editorial, 1981, livro que contém, também, ilustrações sobre o auto-exame.)

tecidos adjacentes até a remoção completa do seio, glândulas linfáticas próximas e músculos do tórax. Apesar dessas cirurgias salvarem a vida, têm compreensíveis implicações psicológicas para muitas mulheres porque não apenas mudam a aparência exterior do corpo mas alteram visivelmente um símbolo específico da sexualidade. A remoção do seio pode, na verdade, trazer uma adaptação mais difícil do que uma histerectomia, que não deixa sinais aparentes além de uma cicatriz abdominal. Apesar de não haver mudanças fisiológicas na capacidade sexual, após a mastectomia as mulheres podem perder temporariamente o desejo sexual por se sentirem embaraçadas, incapazes de aceitarem a perda do seio e com medo de que tenham deixado de ser atraentes para seu parceiro. Temem que a ausência do seio será notada em público. Um sutiã protético adequado pode acabar com os temores sobre a aparência em público, mas as reações à perda do seio, pelas próprias mulheres e seus parceiros, nem sempre são fáceis de se resolverem. Uma técnica que costuma funcionar é a mulher conversar com outras mulheres que também passaram por uma mastectomia. Alguns médicos e hospitais entram em contato com voluntárias que conversam com as mulheres que acabaram de ser operadas.*

Os homens também precisam de um período de ajustamento para trabalhar em seus sentimentos a respeito da cirurgia de mama por que passaram suas parceiras. Em relações firmes, tempo e afeto geralmente cuidam de sentimentos perturbadores. Reações negativas graves e prolongadas podem exigir psicoterapia. Não deixe de procurar auxílio nestes casos; no mínimo, ela ajudará grandemente, quer o problema seja com você ou com seu parceiro.

*Prostatectomia (Remoção da próstata)*. Com a idade, mais da metade dos homens começam a sofrer de inflamação ou aumento da próstata. Pelo menos, a metade terá que passar por tratamento cirúrgico. Quando o aumento não é canceroso, como geralmente acontece, é denominado de hipertrofia benigna da próstata.

As causas dos problemas prostáticos são desconhecidas mas podem estar relacionadas com as mudanças dos níveis hormonais. Não há fundamento científico para a opinião popular de que os problemas de próstata estariam relacionados a uma atividade sexual "excessiva". Na verdade, as evidências sugerem que uma vida sexual ativa preserve o funcionamento saudável da próstata.

---

\* Sobre próteses para mastectomizadas, pode-se consultar com proveito o livreto *Alcançar a Recuperação*, de Terese Lasser, da Sociedade Americana do Câncer, e traduzido e distribuído no Brasil pela Organização das Voluntárias do Hospital Israelita Albert Einstein. Endereço: Av. Albert Einstein, 627 — 05652 — São Paulo, SP.

Como a próstata está muito próxima da bexiga, seu aumento faz com que ela empurre para cima a bexiga ou a uretra, produzindo, geralmente, problemas ao urinar. Uma próstata aumentada pode fazer com que cresça a necessidade de urinar ou de se levantar no meio da noite para esvaziar a bexiga. Pode haver um atraso para que se inicie o fluxo da urina, ou mesmo, a incapacidade total para urinar. Ocasionalmente, nota-se a presença de sangue. O aumento da glândula costuma ocorrer lentamente, e como traz a retenção e a estagnação da urina pode surgir infecção por bactérias. Em casos graves e não tratados, os rins são afetados. A cirurgia é absolutamente necessária quando acontece interrupção da urina. Alguns médicos, atualmente, recomendam a cirurgia antes dos sintomas tornarem-se drásticos para evitar complicações desnecessárias e emergências perigosas; esta decisão deve ser tomada por você e seu médico.

São utilizados três tipos de cirurgia, todos exigindo anestesia:

*Ressecção Transuretral.* Este é o procedimento mais comum e menos traumático porque não exige incisão exterior. Uma funda fina de um material especial ou plástico é inserida no pênis, um fio de tungstênio é enfiado neste tubo e a glândula é removida. O tecido, algumas vezes volta a crescer após esta cirurgia. Esta operação é recomendada principalmente quando a próstata não está aumentada excessivamente ou para homens com mais de setenta anos.

*Suprapúbica* (ou *retropúbica*, dependendo se a incisão é feita acima ou atrás do osso púbico). Se a glândula estiver muito aumentada, faz-se uma incisão através do abdômen para remover o tecido.

*Perineal.* Este procedimento é recomendado para homens com um aumento substancial da próstata que, por causa da idade avançada ou condição física debilitada, são incapazes de suportar uma anestesia prolongada. Um procedimento perineal mais radical é utilizado no tratamento cirúrgico do câncer dessa glândula. Pode ser realizado com relativa segurança mesmo em homens com idade bem avançada. É feita uma incisão entre o escroto e o ânus (períneo), removendo grande parte ou toda a próstata.

A potência raramente é afetada pela ressecção transuretral e os procedimentos suprapúbicos; alguns homens na verdade sentem um aumento da potência pois seus sintomas prostáticos foram eliminados. A abordagem através do períneo — especialmente o procedimento radical — é a causa principal de impotência após a cirurgia prostática. (Alguns médicos são de opinião que *apenas* o procedimento radical provoca este efeito.) Algumas vezes, afeta também a capacidade de segurar a urina. Por estas razões, é geralmente usado apenas quando não há possibilidade de utilização de outro método.

Antes da cirurgia, os problemas prostáticos geralmente não afetam o funcionamento sexual a menos que a dor esteja presente. Após uma prostactomia, como já assinalamos, a maioria dos homens volta à atividade sexual normal. O tempo de recuperação é de, pelo menos, seis semanas. A única mudança após a cirurgia é que o sêmen deixa de ser ejaculado pela abertura do pênis e passa a ser empurrado para a bexiga (ejaculação retrógrada), sendo eliminado com a urina. A chamada ejaculação seca ocorre porque foi deixado um espaço onde estava a próstata aumentada e o líquido flui pelo caminho onde há menos resistência que é o que leva à bexiga. Apesar de os homens deixarem de poder gerar filhos, a grande maioria continua a ter ereções como antes, sem diminuição do prazer sexual. Em alguns casos a própria ejaculação através do pênis volta após um recrescimento da próstata; * nestas circunstâncias, a fertilidade é restaurada.

Sem dúvida nenhuma, a maior causa de impotência após a prostatectomia é *psicológica*. Esta impotência freqüentemente é reversível. O temor se baseia na tendência em associar a glândula da próstata com o pênis pois os homens sabem que os dois se localizam perto. Infelizmente, os médicos de família e urologistas nem sempre dão ao paciente as informações adequadas sobre o que esperar após a cirurgia, assim ele erroneamente supõe que haverá uma diminuição de sua capacidade sexual.

Os aumentos da próstata, na maioria, não são cancerosos. Contudo, todos os homens com mais de cinqüenta anos deveriam passar por um exame retal feito por um médico, pelo menos, uma vez por ano, e talvez a cada seis meses, para checar as condições da próstata. Os homens devem tomar cuidado com os remédios de charlatões que geralmente prometem tratamento sem cirurgia. Diversos tipos de massagens, dietas alimentares e outras "curas", muitas vezes a preços exorbitantes, são oferecidas para os homens que estão à procura de um remédio rápido para uma condição muito disseminada e, algumas vezes, séria. Evite-as e confie nos conselhos de seu médico.

*Orquiectomia (Remoção dos Testículos)*. Esta cirurgia pode vir a ser feita por causa de câncer da próstata. O impacto psicológico desta castração pode ser devastador. Preparação emocional antes da cirurgia e aconselhamento após a operação são indispensáveis. A criação de testículos artificiais de plástico ou tantálio pode também ser aconselhável por razões estéticas e emocionais.

---

\* Um recrescimento em certo grau pode ocorrer sem causar problemas antes que seja necessária, se é que será, uma nova operação.

*Colostomia e Ileostomia (Remoção de Seções do Intestino).*
Quando parte do intestino grosso precisa ser removida por uma questão de preservação da vida, o ânus é fechado e uma abertura artificial é criada no abdômen. A cirurgia pode ser feita no cólon (colostomia) ou no íleo (ileostomia). Não é preciso dizer que o paciente terá que se ajustar, após a operação, a várias mudanças de aspecto delicado. Um saco é preso à abertura. Ele é enchido por fezes e deve ser esvaziado. Há ruídos abdominais embaraçosos assim como odores. Grande parte deles pode ser controlada adequadamente. Os pacientes terão que conseguir, através de seus próprios esforços, adaptar seus próprios sentimentos, assim como suas percepções das atitudes das outras pessoas. A questão mais complicada de todas pode ser resolver seu relacionamento sexual com o parceiro ou parceira. Informação específica e, talvez, aconselhamento se for necessário, podem ajudar muito. Pacientes que tinham uma vida sexual ativa antes das ostomias geralmente continuam a mantê-las após a cirurgia, mas inevitavelmente há um complexo processo de ajustamento, e você e seu parceiro/a não devem hesitar em pedir ajuda.

Em geral, tanto para homens como para mulheres, os aspectos de teor emocional da cirurgia que afetam o sexo podem ser de curta duração se as pessoas entederem seus problemas e se suas interpretações equivocadas forem esclarecidas. Infelizmente, elas, com freqüência não conseguem oportunidades para fazer isso. Os médicos nem sempre se dão ao trabalho de explicar os procedimentos e responder perguntas, apesar da discussão antes da cirurgia ser extremamente útil na prevenção da ansiedade e elucidação das interpretações errôneas. Após a operação, conselhos constantes e apoio emocional de pessoal médico, família e amigos, e organizações especiais são cruciais para o ajustamento. Não deixe de pedir ajuda, e se continuar muito perturbado, procure um psicoterapeuta para trabalhar sentimentos mais complexos.

Mesmo com as melhores e mais modernas técnicas, a qualidade das recuperações varia individualmente após qualquer cirurgia. Algumas pessoas sentirão sua vitalidade reduzida por algum tempo, mesmo que a recuperação tenha sido satisfatória. Os cirurgiões nem sempre deixam claro para seus pacientes que essas variações são normais. Não há razão para se preocupar se isso acontecer com você, desde que seu médico lhe assegure que sua recuperação pós-operatória está se desenvolvendo normalmente. Quando, novamente, você se sentir totalmente bem, seu nível de atividade sexual voltará ao normal.

## Efeitos Colaterais de Drogas no Sexo

Drogas — receitadas ou não — podem causar problemas sexuais graves em homens e mulheres de mais idade. Os médicos geralmente deixam de considerar este aspecto quando tiram a história dos pacientes que descrevem esses problemas e quando receitam medicamentos. Pessoas de sessenta anos ou mais representam 14 por cento da população norte-americana mas consomem 30 por cento dos remédios receitados neste país. Tranqüilizantes, antidepressivos e certos agentes anti-hipertensivos (para controle de pressão alta sangüínea), todos eles estão comprometidos com a impotência masculina. Tranqüilizantes fortes como a tioridazina e outras fenotiazinas podem causar dificuldades de ejaculação embora a capacidade de ereção continue intacta. Qualquer droga tranqüilizante, mesmo as brandas como o clordiazepóxido, também pode agir como sedativo das sensações sexuais das mulheres. Antidepressores como Tofranil (cloreto de imipramina) também inibem a libido.

"Agentes bloqueadores" são um tipo de anti-hipertensivos que inclui, por exemplo, metil-di-idroxifenilalanina (Aldomet), que reduz o fluxo de sangue na área pélvica e portanto inibe a ereção do pênis. Outra droga usada contra hipertensão, guanetidina (Ismelin), pode inibir a ejaculação bloqueando os nervos envolvidos nela. A reserpina pode diminuir o interesse sexual ou, algumas vezes, causar impotência. Obviamente, há ocasiões em que pacientes com pressão sangüínea alta têm que tomar esses medicamentos, e as recomendações do médico *devem* ser seguidas apesar dos efeitos colaterais; mas você deve discutir francamente esses efeitos com ele. Apesar de sabermos menos sobre o efeito de drogas na sexualidade feminina, supomos que se elas afetam negativamente os homens, agirão assim também com as mulheres.

A maioria das pessoas não percebe que o álcool também é uma droga. Farmacologicamente, é um depressivo e não um estimulante, apesar de, em pequenas quantidades, poder relaxar as inibições sexuais de maneira agradável. Em quantidades maiores, contudo, geralmente interfere com o desempenho sexual, reduzindo a potência nos homens e a capacidade orgásmica das mulheres. No mínimo, o álcool freqüentemente produz moleza quando o casal se deita para fazer sexo. O uso excessivo de álcool é um fator freqüente e pouco reconhecido de problemas sexuais entre pessoas de mais idade. Um aspecto muito importante disso é a incapacidade de se perceber quanto se está bebendo realmente. Como exemplo, um homem de sessenta e quatro anos conta sua história que enfaticamente sugere o envolvimento do álcool em seus problemas sexuais:

"Durante toda minha vida tenho bebido bastante mas não me considero alcoólatra. Gosto de todos os aspectos de minha vida com exceção do relacionametno sexual com minha esposa. Sinto vontade mas não tenho ereção, o que torna impossível uma relação normal."

As pessoas deveriam lembrar que a tolerância ao álcool diminui com a idade (uma das razões disto é a mudança no poder excretório dos rins); assim, doses cada vez menores podem começar a produzir efeitos negativos. Pessoas de mais idade que decidem beber devem limitar-se a um *máximo* de um cálice de 14 ml de bebidas fortes, dois copos de vinho de 168 ml ou 3 copos de 224 ml de cerveja, em um período de vinte e quatro horas. Lembre-se também de que o álcool é muito perigoso combinado com narcóticos e drogas não-narcóticas como pílulas para dormir, sedativos, remédios contra dor, anti-histamínicos ou tranqüilizantes, pois pode potencializar seus efeitos. Não beba se estiver tomando medicamentos sem antes conversar com seu médico.

O fumo também é uma droga porque contém nicotina, apesar de não ser classificado assim, e pode ser um fator de impotência. Mudanças tóxicas no sangue advindas da nicotina podem afetar os hormônios sexuais.

Consumidores regulares de barbitúricos como sedativos e hipnóticos (pílulas para dormir) podem tornar-se impotentes.

Consumidores habituais de opiáceos como morfina e heroína freqüentemente têm problemas sexuais. Homens dependentes destas drogas geralmente são impotentes.

Os médicos devem explicar cuidadosamente para seus pacientes de mais idade, quais os efeitos colaterais potenciais produzidos no sexo pelas drogas. Em casos de doenças graves, obviamente, a sexualidade tem que ser parcialmente ou mesmo totalmente sacrificada por um período de tempo a fim de que se obtenham os efeitos benéficos daquelas drogas essenciais ao tratamento da moléstia. Mas, em muitos casos, drogas alternativas ou outros tratamentos podem ser usados por provocarem menos efeitos, ou mesmo nenhum, na sexualidade. Por exemplo, uma droga anti-hipertensiva que pode afetar negativamente uma pessoa pode não causar nada em outra. Os possíveis efeitos colaterais de uma droga, sobre o sexo, devem ser equilibrados pelos riscos da moléstia, e a preferência do paciente deve ser um dos fatores de decisão. Em nossa experiência, um certo número de homens tornou-se psicologicamente impotente porque interpretou mal os efeitos temporários de medicamentos como sinais de debilitação sexual permanente. Outros homens atribuíram sua impotência à idade e não às drogas, e não retomaram a atividade sexual mesmo depois de deixarem de tomar essas drogas. Para finalizar, achamos que as pessoas de mais idade, tanto homens como mulheres, costumam necessitar de menos tranqüilizantes e antidepressivos à medida que a atividade sexual e satisfação sexual aumentam.

# 4.

# Problemas Emocionais Freqüentes que Afetam o Sexo

Os seus problemas sexuais na idade madura podem ser causados por acontecimentos desagradáveis de sua vida como a morte da pessoa amada, aposentadoria, conflitos conjugais, ou simplesmente muitas preocupações e *stress*. Envelhecer, em si mesmo, pode ser assustador, especialmente se você não sabe o que o espera nem como agir diante das mudanças. Suas experiências anteriores e as atitudes da sociedade também terão um certo impacto.

Um dos maiores problemas do homem de mais idade é o *temor* da impotência sexual. Alguns homens realmente têm que enfrentar a impotência que geralmente é temporária. *A impotência acontece ocasionalmente em quase todos os homens de todas as idades* por diversas razões — entre elas, cansaço, tensão, doença e por bebida em excesso. Na maioria dos casos, a potência retorna por si mesma sem tratamento especial logo que desapareça a causa física ou emocional. Na idade madura, contudo, certos homens começam a ter uma dificuldade crônica para obter e manter uma ereção. Alguns acham que sua capacidade para o ato sexual encontra-se bastante diminuída e outros não conseguem realmente realizar a relação. Discutimos as possíveis causas orgânicas da impotência no capítulo 3. Mas a grande maioria dos problemas tem causas psicológicas. O pênis é um barômetro das sensações do homem e rapidamente reflete sua disposição psicológica e a situação atual de sua vida. As ligações nervosas que controlam o pênis são extremamente sensíveis às emoções. Ansiedade, medo e raiva são os sentimentos primários que podem fazer com que um homem perca rapidamente uma ereção ou nem mesmo consiga ter uma. Um distúrbio do funcionamento sexual, freqüentemente, é um dos primeiros sinais de *stress* inusitado ou problemas emocionais.

Homens que nada sabem sobre as mudanças fisiológicas *normais* em seu comportamento sexual advindas da idade podem acreditar erroneamente que estão se tornando impotentes. A expectativa de grandes desempenhos imposta aos homens desde a infância, com a constante ênfase na competição e vitórias, leva muitos homens a superenfatizarem o aspecto desempenho físico de sua sexualidade. Podem se tornar mais preocupados com ereções e ejaculações do que com a expressão de seus sentimentos. Isso torna a impotência e até mesmo sua ameaça, muito perturbadora. O *medo* da impotência pode *causar* impotência. Quanto mais um homem tenta ter uma ereção, torna-se menos provável que ele a tenha. Impotência não reage à vontade ou à força. Se for realmente transitória, é bem mais provável que ela melhore com relaxamento e a ausência de pressões.

Parceiras que não respondem sexualmente podem ameaçar os homens e levá-los à impotência. O desinteresse de uma esposa ou a aceitação mecânica muito provavelmente afetará seu marido. As mulheres também podem se tornar impacientes ou exigentes, e fazerem com que um problema transitório de potência se torne mais grave. Algumas consideram a impotência como uma ameaça para sua auto-estima e reagem com hostilidade ou feridas. Olham-na como um sinal de desinteresse por elas ou um fracasso de sua parte para serem sexualmente atraentes.

Fadiga física e emocional, tédio diante de relações sempre rotineiras, excesso de trabalho e preocupações com a família ou as finanças também podem afetar a potência. A impotência, geralmente, é um dos primeiros sintomas de repressão. Desapontamento, tristeza e mágoa por causa de perdas pessoais também podem ser fatores desencadeantes. Assim como ressentimentos e irritação.

Algumas vezes a impotência é resultado do medo oculto da morte ou danos. Fred Patterson, um homem de negócios e oficial reformado do Exército foi um homem vigoroso e sexualmente ativo até sofrer um ataque do coração há quatro anos atrás. Após o ataque, tornou-se incapaz de ter uma ereção. Só após várias sessões com um psiquiatra compreendeu que seu medo de que a atividade sexual pudesse ocasionar um novo ataque das coronárias era a razão que fazia com que ele não se permitisse ter uma ereção. Seu médico concordou com um programa temporário de exercícios, incluindo sexo, que não ameaçariam seu coração. À medida que a ansiedade de Patterson diminuiu através de orientação psicoterapêutica, e sua sensação de bem-estar aumentou com seu programa de exercícios físicos, sua capacidade sexual voltou.

Um ataque repentino de impotência provavelmente é resultado de algum *stress* inusitado, e provavelmente será anulado quando essas pressões desaparecerem. Se a impotência continuar por um tempo considerável, informações e tranqüilizações feitas por um médico ou um orientador profissional podem ser tudo o que se necessite. Se, contudo, a impotência ainda persistir, pode ser preciso psicoterapia e/ou orientação sexual. A cooperação e apoio da parceira são importantes para se superar a impotência. Mesmo impotências longas não são definitivas. Havelock Ellis, o famoso psicólogo e sexólogo britânico, superou a impotência de toda sua vida quando já havia passado da idade madura. Conseguiu isso sem ajuda profissional, através de um relacionamento sensível e amoroso com uma mulher nova em sua vida.

As mulheres, de certa forma, são menos sujeitas ao medo de distúrbios sexuais após a idade madura, em grande parte porque não têm que se preocupar com ereções. As mudanças físicas normais que acompanham a idade interferem pouco com a capacidade sexual feminina. Ao contrário da maioria dos homens, as mulheres podem desempenhar o ato sexual mesmo quando estão emocionalmente perturbadas ou desinteressadas. Podem não apreciar o ato ou não ter orgasmos nesta situação, mas são fisicamente capazes de manter a relação. (Podem, entretanto, se preocupar com a capacidade orgásmica da mesma maneira como os homens se preocupam com a ereção e a capacidade de ejacular.) Na verdade, depois da idade madura muitas mulheres se sentem mais relaxadas em relação ao sexo e podem até mesmo passar a gostar mais de fazê-lo, pois, então, a menopausa as libertou do temor de uma gravidez não desejada. Suas responsabilidades diminuem quando os filhos deixam a casa e o "ninho vazio" freqüentemente é um acontecimento esperado e não um problema.

Mas as mulheres podem ter outros problemas. Muitos homens e mulheres de mais idade cresceram achando que mulheres "direitas" não se interessam por sexo e até mesmo consideram-no desagradável. Foram tradicionalmente advertidas ou condicionadas a serem passivas, resignadas e consentidoras; só as mulheres "perdidas" se entregavam e procuravam os prazeres do sexo. Um manual matrimonial do século dezenove advertia: "Como regra geral, uma mulher modesta raramente deseja a gratificação sexual para si mesma. Submete-se a seu marido, mas apenas para agradá-lo; e, se não fosse o desejo de ser mãe, iria preferir que ele não a procurasse". As mulheres ainda se lembram quando as ensinaram que sexo era apenas um dever. Os homens eram perseguidores e, as mulheres, relutantes e perseguidas. Estas atitudes arraigadas interferem com o desenvolvimento de relacionamentos íntimos nos quais os parceiros compartilham abertamente os prazeres do sexo. Se este for o seu caso, converse francamente com seu parceiro, o que poderá ajudar a esclarecer idéias antiquadas. Isso freqüentemente será mais fácil do que você imagina, portanto tente.

As dificuldades sexuais e emocionais mais profundas para as mulheres de mais idade giram em torno da possibilidade de estarem sozinhas — viúvas, divorciadas, separadas ou solteiras — quando passam da idade madura. Suas vidas são afetadas principalmente por um fato: não há homens suficientes de sua idade. Nos Estados Unidos, em 1970, havia mais de oito milhões de homens com sessenta e cinco anos ou mais e mais de onze milhões de mulheres.* Esta disparidade aumenta, anualmente, com a passagem do tempo, por duas razões: primeiro, as mulheres vivem mais do que os homens uma média de sete anos (em 1970 a expectativa de vida era de 74,9 para mulheres e 67,5 para homens);** segundo, as mulheres se casam com homens em média três anos mais velhos.

Antecipando esta solidão, as mulheres descobrem os primeiros cabelos brancos e rugas, quando deixam a casa dos trinta e depois dos quarenta anos, como presságios incômodos do que está por vir. Algumas ficam preocupadas com sua aparência física e temem a perda de seu aspecto atraente e jovem. Seria injusto descrever estas apreensões como vaidade ou "sintoma de menopausa". Seria mais fácil para elas se ajustarem às mudanças que acontecem com o passar do tempo se a expectativa de vida dos homens e mulheres fosse igual e se elas não fossem estigmatizadas pela ênfase que nossa cultura coloca na juventude.

Mas as mulheres não precisam colaborar com as atitudes sociais. As mulheres de mais idade não devem desistir da chance de um novo relacionamento após a viuvez ou o divórcio. Homens de mais idade livremente marcam encontros e se casam com mulheres de todas as idades, mas as atitudes sociais costumam restringir as mulheres a se relacionarem apenas dentro de sua faixa de idade. Uma mulher que sai com um homem mais jovem corre o risco de ser ridicularizada, mas cada vez mais as mulheres estão correndo este risco. Lembre-se também que, apesar das estatísticas aparentemente pouco animadoras, até a idade de setenta e cinco anos ainda há 100 homens para cada 130 mulheres.

---

\* Dos onze milhões de mulheres com mais de sessenta e cinco anos, cerca de seis milhões são viúvas e 1,2 milhões são divorciadas ou solteiras. (Cerca de 7 por cento de todas as mulheres de mais idade nunca se casaram.)

\*\* À medida que se ganha idade, estes números mudam, e a expectativa de vida aumenta. *Em média,* um homem de sessenta e cinco anos pode esperar mais treze anos de vida e, uma mulher, dezesseis.

*Problemas entre os parceiros sexuais*

Problemas sexuais podem ser o reflexo de um relacionamento instável entre os parceiros, ou sua causa. Casais de mais idade freqüentemente se queixam que se sentem com incompatibilidades sexuais em relação ao parceiro/a por terem necessidades e desejos diferentes. Mas raramente os parceiros sexuais têm exatamente os mesmos desejos sexuais, não importando suas idades. Há diferenças neurofisiológicas individuais desde o nascimento. Inibições impostas durante o início do desenvolvimento sexual irão afetar mais uma pessoa do que outra. A quantidade de estímulos diários difere entre os parceiros; o mais comum é que o homem trabalhe e entre em contato com outras mulheres enquanto a mulher fique restrita ao lar. Quaisquer que sejam as causas dos problemas, a questão é se diferenças de necessidade são grandes demais para que possam ser reconciliadas ou se concessões e cooperação podem funcionar.

O sexo pode se transformar em uma forma de expressar raiva, e até mesmo sentimentos destrutivos, entre pessoas de mais idade ou contra si mesmas, ou o mundo em geral, da mesma forma que acontece entre os jovens. Alguns relacionamentos são mantidos vivos pelo uso do sexo para manipular ou intimidar. O parceiro/a passivo em uma relação desse tipo contribuiu para o problema por ter permitido que a situação continuasse, algumas vezes durante anos. As pessoas também podem negar sexo a seus parceiros para punir ou controlar. Converse sobre os problemas em vez de continuar a usar os velhos estratagemas: "Hoje não, por favor, estou com uma terrível dor de cabeça". A recusa sexual é comumente associada a uma arma de mulheres dominadoras ou muito passivas para lutarem abertamente. Menos conhecido é o fato da impotência de alguns homens ser sua maneira de rancorosamente rejeitarem as mulheres.

A aposentadoria pode trazer sérios problemas. Afinal de contas, vinte e quatro horas de convivência ininterrupta é difícil em qualquer idade. Esta intimidade incessante causa uma grande pressão nos relacionamentos emocionais e faz com que alguns problemas venham à tona. Mesmo que o casal tenha se dado bem e esperado a aposentadoria, esta proximidade contínua pode atemorizar, desconcertar ou irritá-lo. É essencial que se ache um equilíbrio entre o tempo compartilhado e os momentos solitários para que ambos tenham seu próprio espaço.

O tédio sexual é muito comum entre casais de mais idade que costumam se envolver com padrões sexuais rotineiros, repetindo sempre as mesmas atitudes sexuais com pouca imaginação para mudar as técnicas ou estilos e sem entusiasmo para criar novas excitações sexuais. Os parceiros, inclusive, podem deixar de se preocuparem um com o outro. Sexo com um novo parceiro ou parceira pode trazer uma melhoria, mas a menos que as causas do tédio subjacente sejam trabalhadas, a melhoria se mostrará apenas temporária, durando apenas enquanto houver um sabor de novidade.

O próprio tempo pode causar problema, especialmente em um relacionamento que durou trinta, quarenta ou cinqüenta anos, não só por causa do tédio sexual mas porque antigos problemas algumas vezes pioram como resultado da irritação crônica trazida por anos de conflito não resolvido. (Curiosamente, casamentos anteriormente instáveis e insatisfatórios, algumas vezes, melhoram com o tempo, depois que os filhos crescem e saem de casa e as pressões da paternidade e maternidade, assim como as profissionais, acabam.) Os parceiros geralmente mudam suas personalidades e interesses com o passar dos anos. Estas transformações podem levá-los para direções não-complementares, criando pessoas que não mais se amam ou nem mesmo têm amizades ou cujos interesses atuais divergem muito. Algumas vezes, apenas um dos parceiros muda, enquanto o outro, sem interesse em mudar, fica ressentido com o que está acontecendo. Todas essas tensões corroem um relacionamento conjugal.

Uma doença pode incapacitar um dos parceiros sexuais. Freqüentemente o homem desenvolve moléstias graves primeiro, deixando a mulher sem parceiro sexual. Mulheres saudáveis — em especial as significativamente mais jovens que seus maridos — podem passar anos em uma relação conjugal sem sexo. Outros sentimentos também complicam o quadro sexual. Se um dos parceiros adoece, o outro geralmente reage com preocupação e o desejo de ajudar, mas se a doença torna-se crônica, o parceiro saudável pode se surpreender ao perceber que está irritado com o doente. Isso pode ser um reflexo do medo de perder o parceiro; também pode representar trabalho excessivo e exaustão; ou pode indicar ressentimento por perder coisas divertidas ou por ter que desempenhar o papel de enfermeira/o. Para não se sentir culpada por causa desses ressentimentos compreensíveis, encare-os francamente e consiga ajuda externa de seus parentes, vizinhos, amigos, ou empregadas domésticas para reduzir seus encargos.

Algumas vezes, vemos casamentos de muitos anos em que o homem sempre assumiu um papel predominante, paternal e protetor, em relação à esposa mais dependente. Ele pode chamá-la de "minha gracinha" ou "garotinha" mesmo depois de passarem da idade madura. Se ele fica doente e exige seus cuidados, problemas graves, inclusive dificuldades sexuais, podem surgir. A esposa, que sempre foi tratada como criança, pode tornar-se impaciente, descontente ou simplesmente incapaz ou relutante em desempenhar um papel específico e cheio de responsabilidade. Uma variação deste caso é o do homem hipocondríaco casado com uma mulher independente e boa dona-de-casa que adoece. Quando ela não consegue mais cuidar do seu marido, o equilíbrio em que funcionaram por tanto tempo, desaparece.

Deformações causadas por doença, assim como mudanças físicas associadas à idade, podem afetar o relacionamento conjugal. Um ou ambos os parceiros podem sentir aversão ou embaraço por causa de veias varicosas, problemas auditivos ou parkinsonismo. A pele enrugada ou frouxa, cabelos grisalhos, "manchas hepáticas" e outros efeitos secundários visíveis de doença e envelhecimento, são intoleráveis para o conceito de sexualidade de algumas pessoas.

E algumas pessoas de mais idade se tornam desnecessariamente pouco atraentes. Higiene descuidada, velhos roupões e camisolas, *bobs* de cabelo, barba por fazer, e hábitos similares são sinais percebidos pelo parceiro como desatenção por sua sensibilidade.

O que você deve fazer se estiver tendo problemas sexuais e conjugais? Primeiro converse com seu parceiro sobre os problemas — freqüentemente. É importante determinar as causas do problema e depois haver uma cooperação para que juntos consigam resolvê-lo. Esteja preparado para o fato de que cada um de vocês irá recusar-se a assumir sua parte na situação e poderá projetar a culpa no outro. É difícil ser aberto e objetivo em asuntos emocionais. Mas é absolutamente imperativo compreender que o que você está procurando é uma solução e não um culpado. Se achar que precisa de ajuda, podem ir juntos a seu pároco, médico, psicoterapeuta ou orientador. Se seu parceiro/a não quiser ir, vá sozinho. Separação depois de muitos anos de casamento ou divórcio são os últimos recursos. São experiências extremamente dolorosas e traumatizantes e todos os esforços devem ser no sentido de salvar e melhorar até os relacionamentos mais difíceis.

As pessoas mais jovens deveriam saber que muitos dos problemas sexuais, encontrados depois da idade madura, começam na meia-idade, quando estão preocupadas em criar os filhos, ganhar a vida e, talvez, cuidar de membros mais velhos da família. As responsabilidades pelos dois extremos do ciclo da vida geralmente recaem sobre elas. Sob essas pressões, há muito pouco tempo livre para se cuidar do relacionamento conjugal e sexual, e assim eles costumam ser negligenciados. As atividades podem mascarar a falta de comunicação e esse fracasso pode trazer conseqüências graves quando o casal estiver mais velho e começar a passar mais tempo junto.

*Viuvez e Luto*

As perdas e tristezas inevitáveis na vida emocional de todas as pessoas de mais idade devem ser superadas e aceitas, para que o sobrevivente liberte-se psicologicamente para retomar plenamente sua vida ou iniciar uma vida nova e diferente. Perder alguém que se amou — esposa, parceiro, amiga, filho — geralmente significa um choque e depois um longo e lento período de luto. Tristeza profunda com intensa angústia e remorso, geralmente leva um ou dois meses e depois começa a desaparecer. Na maioria dos casos, a tristeza some após um período de seis a dezoito meses a menos que seja complicada por outra perda, *stress* ou outros fatores. *Choque de viuvez,* um estado extremo que pode surgir após a morte súbita e inesperada de um parceiro ou quando o sobrevivente está despreparado para lidar sozinho com a vida, deixa o viúvo incapaz de aceitar a morte e retomar novamente a vida. Para recuperar-se, ele ou ela devem ser encorajados a se lamentarem, além de receberem ajuda para novamente reconstruírem uma vida ativa. A expressão franca dos sentimentos, inclusive o choro, é importante tanto para homens como mulheres na superação da tristeza. Compartilhar a dor, o rancor, o ressentimento, o medo e a autopiedade com alguém sempre ajuda.

Este *trabalho de luto* também envolve o falar sobre os sentimentos sexuais. As pessoas precisam separar suas próprias identidades das anteriores mesclas de identidade que acontecem em relacionamentos íntimos de longa duração. A sensação de que "parte de mim morreu com ele (ou ela)" poderá então ser substituída pela sensação de que "sou uma pessoa com minha própria individualidade e continuo vivo".

*Luto antecipado,* durante o qual a pessoa passa por uma longa reação de tristeza antes da morte esperada da pessoa amada — como acontece durante uma doença incurável — pode abrandar o choque da morte. Esta tristeza pode resultar em uma relação mais íntima com o cônjuge doente, mas também há momentos quando a pessoa entristecida se fecha como se seu parceiro já houvesse morrido. Quando isso acontece, ajuda externa pode ser necessária para o restabelecimento do relacionamento com a pessoa que está morrendo.

Algumas vezes a morte de um cônjuge faz com que o sobrevivente pare de agir. Como se estivesse *cuidando de um relicário,* o sobrevivente mantém as coisas exatamente como estavam quando a pessoa amada estava viva e gasta sua energia reverenciando a memória do morto, rodeado de fotografias e aposentos intocados. O sobrevivente acha que viver plenamente seria trair o amor ou a lealdade do morto. Esta culpa do sobrevivente e o medo de ser infiel traz uma estagnação emocional e é um obstáculo para conseguir novos relacionamentos. A cura usual para esta situação é assumir um papel ativo e fazer com que a vida volte a correr novamente. Isto é um ato de força de vontade e determinação. Só pode acontecer se o indivíduo decidir que acontecerá. Também ajuda se os pertences pessoais do falecido forem guardados em algum local longe dos olhos.

Se a tristeza e o rancor resultantes da morte continuarem intermitentes por um período de vários anos, algo está interferindo com o consolo natural que o tempo traz. Muito freqüentemente são sentimentos negativos não-resolvidos em relação à pessoa falecida, como em um casamento infeliz ou na atitude obstinada de não aceitar o destino (um ataque de raiva adulto) e não dar passos positivos para a criação de uma nova vida. Nestes casos, a ajuda de um profissional pode ser necessária.

*Armadilhas a Serem Evitadas*

Mesmo quando sua saúde física e mental é excelente, homens e mulheres nas casas dos cinqüenta, sessenta e setenta algumas vezes apresentam a aparência de velhos como se fossem inválidos cambaleantes que estivessem nas últimas. Por terem uma imagem dessexualizada, estereotipada e rígida de como uma pessoa com mais idade *deve ser,* assumem o papel com uma determinação obstinada. O "papel de idoso" lhes permite evitar as responsabilidades consigo mesmos e com outros, além de provocarem lástima. É um sintoma de desmoralização e entrega.

Certas pessoas de mais idade decidem que a capacidade sexual acabou e arbitrariamente se declaram sexualmente incapacitadas. A recusa cheia de raiva e obstinação de conversar sobre esse assunto com o parceiro ou de considerar a possibilidade de haver soluções é característica destes casos. Atrás desta atitude, esconde-se o esforço de evitar a ansiedade em relação ao sexo ou a uma relação sexual.

Algumas pessoas de mais idade decidem que são feias e indesejáveis e começam a odiar suas aparências. Fazem tentativas frenéticas para parecerem jovens mas podem ficar deprimidas diante da inutilidade em alterar significativamente suas aparências. Outra variação do ódio voltado contra si mesmo encontra-se nas pessoas que se olham no espelho e insistem que o que elas vêem "não é o seu eu real". Podem decidir que seu único eu verdadeiro é o interior e assim recusarem-se a aceitar ou se identificar com suas características físicas. Apesar de ser preciso um certo período de tempo para conseguir isso, é preciso que as mudanças reais sejam aceitas como parte de nós.

Algumas vezes a reação rancorosa de pessoas de mais idade à sua própria privação sexual e social é uma hostilidade contra as pessoas mais jovens. Todos já ouviram ameaças amarguradas como:

"Você vai ver como é quando *você* ficar velho" ou: "Espere até ter *minha* idade. Você não vai ser tão sabido". Pode haver também críticas hipócritas sobre a sexualidade tanto de seus contemporâneos como dos jovens.

Muitos homens e mulheres de mais idade fazem profecias de seu próprio declínio sexual. Esmagados e desmoralizados pela imagem sem atrativos da vida após a maturidade pintada pela sociedade, literalmente desistem de tentar ou, quando tentam, asseguram seu fracasso. Antecipar um fracasso é fazer com que ele aconteça. Se você se considera sem atrativos, acabará ficando assim. Se você se considera inaceitável sexualmente, provavelmente irá deixar de aproveitar oportunidades que poderiam trazer encontros sociais e sexuais.

## Culpa Sexual e Vergonha

Culpa sexual e vergonha são as causas das reações ao sexo de muitas pessoas. Estes sentimentos derivam de experiências infantis e familiares, e das indagações sexuais da infância, que tão freqüentemente são perturbadoras e desconcertantes. Pessoas com mais de sessenta anos, freqüentemente, cresceram numa época de puritanismo vitoriano e, provavelmente, foram muito mal informadas, com admoestações para se sentirem culpadas em relação a qualquer excitação sexual que por acaso sentissem, e com poucas oportunidades de conseguirem respostas satisfatórias às suas perguntas — se é que ousavam fazê-las. A cultura insistia que a infância era inocente da sexualidade, e que qualquer expressão dela, verbal ou física — olhar, sentir, falar, tocar — geralmente recebia uma punição.

A masturbação era estritamente proibida. Os vitorianos inventaram uma série grotesca de instrumentos mecânicos para se certificarem que as crianças, especialmente os meninos, não poderiam se estimular. Dizia-se às crianças que a masturbação causava debilidade mental ou loucura; podia extinguir os "fluidos vitais", enfraquecer o corpo e diminuir o tempo de vida, além de tornar as pessoas nervosas, enfurecidas e altamente sensíveis. Olheiras eram consideradas como sinais de masturbação às escondidas e assim se desenvolveu um terrível número de estórias segundo as quais as mãos secavam e caíam se fossem usadas para estimulação sexual.

Uma importante noção errônea que muitos homens de mais idade ainda mantêm é de que a atividade sexual "em demasia" reduz a potência e diminui as "reservas" de sêmen. A crença de que o sêmen deve ser conservado é puro absurdo pois ele é constantemente produzido — contudo, em 1937, um manual de higiene sexual do Serviço de Saúde Pública dos Estados Unidos ainda advertia os jovens a não "desperdiçarem seus fluidos vitais" e a edição de 1945 do Manual do Escoteiro repetia essas palavras.

Como, para os homens e mulheres de mais idade, a maior parte de seus anos procriativos aconteceu antes das técnicas de controle da natalidade serem tão sofisticadas, confiáveis e facilmente acessíveis como hoje em dia, a atividade agradável e espontânea do sexo geralmente era impedida pelo medo de uma gravidez. Medos crônicos e justificáveis de doenças venéreas, para as quais drogas eficazes ainda não havíam sido descobertas, também traziam inibições psicológicas à sexualidade. Assim como os ensinamentos tradicionais de muitas religiões.

Os efeitos formadores de hábitos de repressões de longa duração costumam resistir ao tempo, e freqüentemente é difícil para pessoas de mais idade se entregarem livre e impulsivamente à expressão sexual. Não é fácil superar culpa e vergonha arraigadas mesmo que racionalmente se saiba que não é mais preciso considerar a sexualidade como um mal ou algo perigoso. Pensar em suas experiências na infância e no início da idade adulta poderá ajudá-lo a compreender melhor seus sentimentos atuais. Lembre-se novamente que os problemas sexuais, sejam causados por fatores pessoais ou sociais, raramente são insuperáveis.

# 5.

# Faça Um Favor Para Você Mesmo

Sexo, um dos grandes prazeres da vida, gratuito e renovável, não combina com preguiça e apatia. Para conseguir o máximo do sexo, você estará se fazendo um favor, mantendo-se em forma para ele. Dois afrodisíacos potentes e de eficácia comprovada são um corpo vigoroso e bem cuidado e uma personalidade jovial. Muito se pode fazer para manter o bom funcionamento dos dois. Discutiremos aqui, especificamente, seu corpo.

## Pessoas de Mais Idade em Boa Forma

O gozo do sexo é intensificado por uma boa saúde, um corpo sem dores. Além das consultas médicas para tratar queixas específicas, homens e mulheres de mais idade devem, teoricamente, passar por um exame físico anualmente. As mulheres devem fazer, a cada seis meses, um exame ginecológico para detectar um possível câncer de mama ou vagina. Qualquer problema no funcionamento sexual deve ser levado ao conhecimento do médico durante esses exames, ou em uma consulta especial. O propósito de tudo isso é diagnosticar e tratar problemas físicos ainda em seus primeiros estágios e fornecer bases científicas para uma programa de prevenção de doenças, inclusive exercícios, nutrição e repouso.

*Exercício.* Um programa de exercícios pode melhorar a aparência física e aumentar a longevidade. É fundamental para se ter um coração sadio, boas artérias e um sistema respiratório em pleno funcionamento, além de exercer um relaxamento benéfico sobre o sistema nervoso. As pesquisas indicam que os ossos continuarão grandes e fortes se a pessoa de mais idade se exercitar regularmente. Além disso, exercícios podem melhorar a vida sexual. Seu único ponto desfavorável é que ele exige disciplina e uma certa quantidade de esforço. Devem ser planejados com base numa rotina diária. Se você decidir fazê-los, certamente conseguirá achar tempo disponível. Segundo uma pesquisa do Conselho Norte-Americano de Esportes e Boa Forma Física, 45 por cento de todos os norte-americanos não fazem nenhum tipo de exercício físico, e as pessoas de mais idade fazem ainda menos do que os jovens. É uma pena, pois quanto mais idade se tem, mais ajuda seu corpo necessita.

A boa forma física é uma qualidade vital, a condição básica para se ter uma boa aparência, sentir-se bem e ter as reservas físicas necessárias para gozar uma variedade de interesses, entre os quais se encontra o sexo. Tem dois componentes. Saúde básica ou *boa forma orgânica* significa um corpo bem alimentado e o mais livre possível de doenças ou enfermidades. Se houver limitações físicas, serão compensadas no mais alto grau possível. O segundo componente, chamado *boa forma dinâmica,* significa que a pessoa não só não tem nenhuma doença mas está em plena forma para movimentar-se pela vida com vigor e energia. Isso envolve a eficiência do coração e pulmões, força muscular, resistência, flexibilidade, coordenação e agilidade.

Dois tipos diferentes de exercícios são necessários: um para manter o corpo flexível e ágil e fortalecer os músculos, o outro para aumentar a resistência e a capacidade cardíaca. Há uma série de excelentes livros que orientam sobre como fazer exercícios. Descrevem uma série de exercícios graduais, começando com os mais lentos e indo para os mais rápidos segundo a própria disposição do leitor. Há testes para se fazer antes dos exercícios, aquecimento e "intervalos no treinamento" para dar instruções, e assim você vai fazendo com que seu corpo, pouco a pouco, suporte mais esforço até alcançar um certo nível de desempenho. Recomenda-se que você discuta o programa de exercícios com seu médico e peça que ele o aconselhe. Há grandes variações em desempenhos físicos e capacidades. Sua própria condição física individual deve determinar os exercícios adequados, o nível e o ritmo. Se você ficar doente temporariamente, ou inativo, geralmente terá que voltar a um nível anterior de atividade e lentamente alcançar seus padrões anteriores. Em todos os casos, evite arrebatamentos extenuantes de atividade súbita enquanto não estiver em boa forma.

Caminhar rapidamente é um bom exercício geral para pessoas de mais idade, associado a uma série de exercícios calistênicos. A

64

ação compressora dos músculos da perna sobre as veias durante as caminhadas ajuda a promover o retorno do sangue em seu caminho de volta para o coração. Comece caminhando rapidamente até começar a ficar cansado. Descanse e ande de volta a seu ponto de partida. Continue fazendo isso com distâncias cada vez maiores, até alcançar um objetivo razoável (o que pode levar aproximadamente um ano se antes você esteve inativo), como uma caminhada diária de 3,5 a 5 km em quarenta e cinco minutos. *Jogging,* natação e outras atividades mais vigorosas podem ser precedidas por um teste rotineiro de esforço (disponível em diversos hospitais), especialmente se você esteve inativo ou houve indicações de uma possível doença cardíaca. Como suplemento para um programa regular de exercícios, as pessoas de mais idade devem aproveitar todas as oportunidades de movimentos físicos — subir escadas, fazer o serviço doméstico, cortar a grama, cuidar do jardim, dançar; enfim, flexionar-se, alongar-se e mover-se o mais possível.

O Dr. Theodore G. Klumpp salienta o fato de que muitas pessoas não se exercitam com medo de que isso provoque um ataque cardíaco. Mas "os exercícios se opõem ao efeito do derrame ou ataque cardíaco", assinala. "Coágulos sangüíneos se formam quando o sangue é moroso e não quando é vigoroso." Mesmo aquelas pessoas que já sofreram ataques cardíacos são geralmente colocadas em um programa de exercício por seus médicos logo após a recuperação inicial para reduzirem as possibilidades de um novo ataque.

*Exercitando Seus Pontos Problemáticos.* Há exercícios específicos que podem melhorar grandemente a aparência de pessoas mais velhas se forem realizados de maneira regular:

Para *queixo duplo* ou *papada,* sente-se ou mantenha-se de pé o mais ereto possível, com a ponta da cabeça em direção do teto. Lentamente, gire a cabeça em círculo, tentando tocar o ombro direito, costas, ombro esquerdo e peito enquanto a cabeça roda. Faça diariamente, primeiro para a direita e depois para a esquerda, dez vezes. Faça um movimento lento e suave. Mantenha os olhos abertos para evitar que fique tonto e perca o equilíbrio.

Uma "barriga de *chopp*" pode ser controlada deitando-se no chão sobre as costas, pernas estendidas, braços na lateral e levantando a cabeça e os ombros o mais longe que conseguir do chão. Mantenha-se nesta posição contando até cinco. Faça esse exercício de dez a quinze vezes por dia. Sentirá os músculos do estômago retesarem-se quando você levantar a cabeça e os ombros. Quando se sentir mais forte, poderá tentar levantar as pernas em vez da cabeça, desde que não arqueie as costas. Não dobre os joelhos nem estique os pés. Levante e depois abaixe lentamente as pernas. Repita diversas vezes.

Se você fortalecer os *músculos das costas,* isso também ajudará seus músculos do estômago além de aliviar ou prevenir dores lombares. Cerca de 80 por cento das dores nas costas são causadas pela fadiga muscular e não por hérnia de disco ou artrite. Deite-se sobre as costas, aperte as nádegas, uma contra a outra, e retese os músculos do estômago; enquanto isso pressione suas costas contra o chão. Mantenha esta posição contando até cinco, depois relaxe. Repita dez vezes.

*Coxas flácidas* podem ter suas condições melhoradas se você deitar no chão com seu lado esquerdo, o braço esquerdo estendido e a mão direita apoiada no chão em frente ao peito. Lentamente levante sua perna direita o mais alto que conseguir, depois abaixe-a. Repita até sentir os músculos da coxa levemente cansados. Em seguida, role sobre o lado direito e repita o exercício com a perna esquerda.

Para firmar a *parte superior do braço,* fique de pé em frente à parede, a uma distância um pouco maior que a medida de seus braços. Incline-se para a frente colocando as mãos na parede, na altura de seus ombros, mantenha os braços estendidos suportando o peso de seu corpo. Flexione os cotovelos até sua testa encostar na parede. Em seguida, estenda novamente os braços e empurre seu corpo para a posição inicial. Continue a ir para frente e para trás por dez vezes.

Mulheres com *seios flácidos* podem melhorar seus músculos torácicos com natação ou exercícios como o girar dos braços em grandes círculos. Músculos peitorais firmes evitam ombros caídos e uma má postura do tórax. Como não há nenhum músculo que realmente sustente os seios, os exercícios não irão modificá-los mas um bom sutiã dará o apoio necessário e ficar em pé de maneira ereta melhorará a aparência.

Também não há exercícios para melhorar os *testículos flácidos* que são encontrados em homens de mais idade quando a pele torna-se menos firme. Suportes atléticos oferecem proteção suficiente para atividades vigorosas.

Com a idade, muitas mulheres desenvolvem *músculos pélvicos fracos,* que fazem com que elas sintam que a vagina está perdendo sua capacidade de segurar o pênis. Os exercícios Kegel para mulheres consistem em vinte ou trinta contrações dos músculos do assoalho pélvico, como se estivesse evitando que se urinasse e defecasse simultaneamente. Se a mulher colocar um ou dois dedos na vagina, enquanto estiver fazendo o exercício, poderá sentir que ela está se retesando. Estes exercícios devem ser feitos várias vezes ao dia e podem ser feitos quando se está sentado ou de pé e durante outras ocupações. As contrações são mantidas apenas por alguns segundos, e o processo deve ser repetido diariamente com no mínimo cem contrações para que os exercícios Kegel sejam realmente eficazes.

Quando há uma melhora da tonicidade muscular resultante da realização dos exercícios Kegel, as paredes vaginais exercem uma pressão maior contra o pênis. Isto é principalmente útil para os casais de mais idade quando o pênis tornou-se um pouco menor e a vagina aumentou. Algumas mulheres são capazes de usar os movimentos Kegel de maneira rítmica durante a relação sexual, aumentando o prazer dos dois parceiros. Os exercícios também ajudam o apoio da estrutura pélvica-útero, bexiga e reto.

*Nutrição.* Se você tem mais de sessenta anos, esteja alerta contra uma nutrição deficiente e até mesmo desnutrição. Você pode protestar: "Isso é um absurdo! Sempre segui uma dieta normal." Mas uma nutrição deficiente se introduz em seus hábitos com o passar dos anos. Médicos e leigos compartilham a ilusão de que os Estados Unidos são a nação mais bem alimentada do mundo. Isto não é verdade e especialmente não é verdade para as pessoas de mais idade. Há muitas razões para isso; as mais óbvias são o alto custo de comida de boa qualidade e a diminuição da renda de muitas pessoas à medida que se tornam mais velhas. Mas também há outras razões menos evidentes. O isolamento social e a depressão podem fazer com que as pessoas percam o apetite e percam o interesse em cozinhar; limitações físicas podem tornar difíceis as compras e a preparação da comida; a perda dos dentes ou a dificuldade para mastigar também interferem com a ingestão de comida sólida; doença, alcoolismo e moléstias crônicas de vários tipos podem afetar o consumo de comida; e, finalmente, hábitos alimentares ruins podem se desenvolver (salgadinhos, a síndrome do chá com torradas, alimentos industriais e comerciais comidos em frente à TV). As pessoas que vivem sozinhas são especialmente propensas a negligenciar dietas adequadas — "Dá muito trabalho fazer comida só para uma pessoa".

Quais os perigos de uma nutrição deficiente? Você se torna mais vulnerável às doenças. Cansa-se mais facilmente e perde a sensação de bem-estar. Torna-se mais propenso a sofrer problemas emocionais, como depressão, apatia e ansiedade. Processos relacionados com o envelhecimento podem ser acelerados e tanto o interesse como o desempenho sexual freqüentemente diminuem. Por isso você tem muitas razões para comer bem além do conhecido prazer da própria comida.

Uma dieta saudável inclui três tipos de comida — proteínas (carne, laticínios, ovos, peixe, aves, feijão, castanhas e certos cereais), carboidratos (cereais, pães, pastéis, verduras e frutas) e gorduras (carne, laticínios, óleos, castanhas e cereais). Os carboidratos são os mais baratos e tanto as "formigas", que adoram doce, como as que têm uma renda pequena, que acham que comidas com bastante amido matam melhor a fome, podem consumir uma dieta com excesso de carboidratos. Amido, açúcar e outros adoçantes enchem o estômago, aumentam o nível de açúcar no sangue, diminuem o apetite e trazem uma falsa sensação de bem-estar. Não se deixe enganar. Você precisa consumir diariamente algumas proteínas mesmo que relativamente mais caras para ter vitalidade e renovar os tecidos de seu corpo. Se o preço for um problema, aprenda mais sobre como preparar comidas sem sofisticação usando proteínas baratas (leite desnatado em pó, feijão liofilizado, carne de segunda, soja, etc.). De maneira geral, economize consumindo menos doces, pastéis, carnes gordurosas, molhos, cerveja, vinhos licorosos, bebidas fortes e coquetéis. Fontes naturais de açúcar como suco de laranja são melhores para sua saúde e mais baratos do que muitos outros produtos feitos com açúcar branco refinado. Use os óleos vegetais e as margarinas com um nível baixo de gorduras saturadas e diminua a manteiga, toucinho, creme e margarinas com muitas gorduras saturadas.

Se por acaso você está acima do seu peso e precisa fazer regime, consulte o seu médico. Ele lhe dará um regime adequado. Evite dietas rápidas ou da moda pois elas podem comprometer sua saúde e aparência. Escolha uma dieta que seja capaz de fazer sem demasiado esforço, mantendo a saúde enquanto perde peso. Clubes de regime ou clubes autônomos podem ajudar pessoas com insistentes problemas de peso a fazerem dieta.

Dietas preparadas para a prevenção de doenças são importantes muito antes de se ter sessenta anos. Já sabemos, por exemplo, que há uma íntima relação entre a dieta alimentar e a prevenção de doenças cardíacas. A avó de todas as dietas de prevenção de doenças cardíacas é a Prudent Man's Diet (Dieta do Homem Precavido), criada pelo Dr. Norman Jolliffe em 1957, que ainda continua a ser revista e atualizada regularmente. É uma dieta balanceada de baixa caloria que diminui as quantidades de gordura saturada e colesterol que se come. Ela permite o consumo de 2.400 calorias diariamente (comparada com a média norte-americana de 3.200) com no máximo 35 por cento de gordura no regime, aumento de proteínas e redução dos carboidratos e sal.

Outras sugestões para as pessoas de mais idade:

— Não abuse do sal pois você está mais suscetível à pressão sangüínea alta.

— Aumente a quantidade de alimentos ricos em fibras vegetais em sua dieta pois ajudam a digestão. Coma aipo cru, cenoura e pães integrais e cereais. Isto é verdade para todas as pessoas de mais idade mas especialmente para as que estão fazendo regime para perder peso. Farelo de cereais é um bom alimento. Se você quiser grandes quantidades deste tipo de alimento e que saiam mais em conta compre farelo não processado (lojas de produtos naturais costumam vendê-lo). Se você não mora perto de nenhuma casa de comida natural, consiga um catálogo de produtos integrais para comprá-lo pelo reembolso postal. O gosto do farelo natural é uma mistura de papa de bebê e serragem, mas se você ingerir diversas colheres de chá entre um gole e outro de suco de fruta em toda refeição ou uma grande quantidade nos seus flocos de cereais do café da manhã diário, você estará dando um passo importante para promover um bom funcionamento intestinal e prevenir diverticulose, certos tipos de prisão de ventre e outros problemas intestinais. Farelo é muito melhor que laxante. Os médicos costumavam receitar dietas de baixo resíduo (volume limitado) para pessoas de mais idade com problemas intestinais, mas atualmente acontece exatamente o contrário.

— Tente evitar se habituar a tomar laxantes que, na verdade, podem provocar prisões de ventre habituais. Como já assinalamos, uma boa dieta, com alimentos que formem uma boa massa intestinal, e bastante exercício são as melhores maneiras de evitar constipação depois da idade madura. Se você realmente precisar ocasionalmente de um laxante, muitos médicos consideram que leite de magnésia é preferível ao óleo mineral, que costuma reduzir a absorção de vitaminas solúveis em gordura.

— "Indigestão" por comer comidas fritas pode significar cálculo biliar; consulte seu médico. Alguns hepatologistas acham que uma dieta pobre em gorduras pode ajudar a evitar a formação de cálculos biliares.

— Gota, artrite, diabetes e várias outras doenças que podem afetar diretamente sua vida sexual assim como sua saúde em geral podem exigir uma dieta especial receitada por seu médico.

— Algumas pessoas com excesso de peso, mais freqüentemente mulheres do que homens, têm um tipo de gordura cheia de protuberâncias conhecida como celulite, em suas coxas e quadris, que assemelha-se à textura da casca de laranja. Pode pender da parte superior do braço ou em volta do estômago. Freqüentemente apenas um regime não consegue removê-las. Até agora a técnica mais conhecida para se ver livre desta gordura indesejável é um programa de exercícios e, especialmente, massagem direta e vigorosa na área afetada feita regularmente. Você mesmo pode fazer isso ou pedir para seu parceiro.

— Se você costuma descuidar de sua alimentação quando está sob *stress*, tome uma vitamina padrão e suplementos minerais para garantir a ingestão diária necessária.

— Pode ocorrer anemia quando sua dieta é pobre em ferro e proteína. Os alimentos que contêm ferro são carne magra, verduras de folhas verde-escuras, pães integrais e enriquecidos assim como os cereais. A solução dietética é mais econômica e tão eficaz como as vitaminas e compostos de minerais tão anunciados pela publicidade. (Lembre-se que a anemia deve ser avaliada por seu médico.)

— Osteoporose é o amolecimento gradual dos ossos, que pode trazer deformações e uma menor resistência que faz com que os ossos quebrem com maior facilidade. A prevenção desta doença deve começar na meia-idade com uma dieta adequada mas não excessiva em proteínas, com bastante cálcio obtido no leite, e laticínios como queijo e iogurte, e pela prática de exercícios. Se você suspeita que tem osteoporose, cheque com seu médico que poderá receitar um regime específico.

— Grandes quantidades de vitamina E têm sido recomendadas para uma série de distúrbios, inclusive esterilidade e doenças vasculares, e para retardar o processo de envelhecimento, curar impotência e cicatrizar feridas e queimaduras. Ainda não há, contudo, evidências científicas convincentes sobre essas capacidades curativas. A porção diária recomendada para mulheres é de 20 a 25 IU e, para homens, 30 IU.

— Como regra geral, seja prudente ao tomar medicamentos alternativos anunciados constantemente na televisão e no rádio; algumas vezes não têm valor nenhum, freqüentemente são caros e em certas ocasiões — especialmente se você os ingerir em grandes quantidades ou misturá-los — arriscados. Uma consulta com seu médico pode ser menos cara e melhor para sua saúde do que o autodiagnóstico e a autoministração de remédios para um problema físico.

Geralmente considera-se que as pessoas necessitam de menos calorias depois de certa idade. Alguns afirmam que seu corpo precisará de 10 por cento menos calorias entre as idades de trinta e cinco e cinqüenta e cinco anos do que quando tinha menos de trinta e cinco, 16 por cento a menos entre os cinqüenta e cinco e setenta e cinco anos, e um por cento menos calorias por ano para cada ano após a idade de setenta e cinco. Não estamos inteiramente convencidos disso. Suspeitamos que esta teoria se baseie no fato de muitas pessoas de mais idade tornarem-se menos ativas e deixarem de trabalhar e exercitar seus corpos, e de que a necessidade de calorias é uma função da atividade e não da idade. Em certo grau, a inatividade, evidentemente, está relacionada às doenças físicas, mas muito mais vezes é um caso de falta de motivação e preguiça. Quanto mais velho você se torna, maiores serão as tentações para levar a vida com calma. Lembre-se do ditado: "A maioria das pessoas não se esgotam, enferrujam". A falta de movimentação leva à falta de apetite que, por sua vez, traz o cansaço e assim se desenvolve um círculo vicioso.

Você descobrirá que irá se sentir e dormir melhor se fizer uma refeição relativamente leve à noite. (O café da manhã é um bom momento para comer com grande apetite.) Diminuir a ingestão de alimento e álcool antes de ir dormir também pode ser proveitoso para um sexo melhor. Se você jantou fartamente, é melhor adiar o sexo por algumas horas para evitar esforço desnecessário do coração e outros órgãos.

*Repouso.* Um corpo descansado intensifica o desejo sexual e melhora o desempenho sexual assim como contribui para o bem-estar geral e a saúde como um todo. Ao contrário do que geralmente se pensa, à medida que passam os anos, você irá precisar da mesma quantidade ou até de períodos maiores de sono. Entretanto, poderá notar mudanças em seus padrões de sono. As pesquisas mostram que as pessoas de mais idade parecem ter menos sono "delta" ou "profundo" (o período de sono sem sonho) e seu sono passa a ser mais "leve", acordando mais freqüentemente durante a noite. Além disso, depressão, ansiedade, luto, solidão e a ausência de exercícios podem afetar os padrões de sono e sua qualidade. O acordar cedo é uma característica mais comum entre os inativos, reprimidos, e entre aqueles que se deitam cedo ou que cochilam freqüentemente durante o dia.

Durma de sete a dez horas por noite de acordo com suas necessidades. Isso varia de pessoa para pessoa. Mais horas de sono são necessárias se você estiver com problemas de saúde. Tire um ou mais cochilos durante o dia e deite-se na cama.

Se sentir insônia, não entre em pânico. Para se preparar para dormir bem evite café antes da hora de ir para a cama pois a cafeína pode mantê-lo acordado. É preferível tomar café descafeinado. O estabelecimento de hábitos simples pode deixá-lo psicologicamente propenso para sentir sono: banhos quentes, uma cama confortável, firme e bem arrumada, bons travesseiros, massagens nas costas feitas pelo parceiro, a leitura de um livro ou uma música suave. Freqüentemente, leite quente, um copo de vinho, uma conversa tranqüila com seu parceiro ou com uma amiga, pelo telefone, pode lhe fazer sentir-se bem e relaxar suas tensões.

A hora de dormir é um momento em que suas defesas contra ansiedade, rancor e outras emoções estão baixas. Se elas criarem problemas de sono persistentes ou insônia, a psicoterapia ou outro tipo de aconselhamento pode ajudar. Evite remédios para dormir que podem ser comprados sem receita médica, pois são caros e, geralmente, inúteis. Depois de algum tempo, finalmente, seu corpo ficará suficientemente cansado para dormir por si mesmo. Não recomendamos pílulas para dormir (hipnóticos) a menos que você tenha dores ou grandes problemas físicos ou emocionais, pois elas podem criar o hábito e efeitos colaterais negativos, inclusive, paradoxalmente, a perpetuação da insônia. O uso de hipnóticos deve ser avaliado por um médico com base em suas reações. As receitas não devem ser sempre renovadas automaticamente. A atividade sexual, agradável e ativa, inclusive a masturbação, pode ser uma excelente produtora de sono. Seu efeito é mais forte quando há orgasmo, mas mesmo sem ele, esta atividade geralmente traz um leve relaxamento.

*Problemas auditivos.* Uma em cada quatro pessoas de mais idade tem a audição debilitada. Por uma série de razões — entre elas, embaraço, falso orgulho, uma determinação psicológica em negar o fato — um número surpreendente de pessoas se recusa a usar aparelhos auditivos mesmo quando eles poderiam ajudar. Nem todos os problemas auditivos podem melhorar pelo uso de um aparelho, mas apenas um otorrinolaringologista pode determinar isso; e se você suspeitar que está perdendo a audição, deve consultar um desses especialistas. Lembre-se também que a perda da audição costuma se desenvolver gradualmente, e assim pode não ter percebido que ela aconteceu com você. Se você se descobrir perdendo partes de conversas comuns à sua volta ou tiver dificuldade para entender os diálogos quando vai ao cinema, seria uma boa idéia fazer um exame auditivo.

A audição debilitada isola a pessoa da sociedade muito mais do que se pensa. Os aparelhos para surdez de hoje em dia são muito menos visíveis, antiestéticos e desajeitados do que os de antigamente e as pessoas deixaram de se sentir embaraçadas à vista deles. Se o seu problema for do tipo que pode ser compensado pelo uso de um desses aparelhos, não deixe que suas inibições pessoais evitem que você o use. Compreenderá quanto tem perdido logo que sua audição melhorar.

Pode ser que leve algum tempo até se acostumar com um aparelho auditivo; portanto, prepare-se para um período de ajustamento e seja persistente mesmo que no início sinta um certo desconforto. Você, provavelmente, achará proveitoso observar como outras pesoas usam seus aparelhos enquanto estiver aprendendo a usar o seu. Depois, sempre use seu aparelho quando estiver com outra pessoa.

Precavenha-se, comprando seu aparelho de um vendedor idôneo. O comércio está cheio de vendedores ambulantes bem falantes que oferecem preços "baixos", prestações "facilitadas" e equipamentos com defeito ou de qualidade inferior. É importante que você faça um exame cuidadoso e compre um aparelho de boa qualidade, adequado para suas necessidades.

As pessoas com problema auditivo que não possa ser melhorado por aparelhos auditivos devem ser francas com os amigos e o parceiro. É pouco provável que eles se sintam embaraçados com essa informação; o constrangimento deve ser seu. Sente-se perto de sua *companhia* para assim conseguir ouvir o que está sendo dito e, quando isso não acontecer, fale francamente. Os problemas só costumam surgir quando se tenta dissimular o problema auditivo.

*Estética da Aparência Pessoal*

As pessoas de mais idade reparam na aparência de outras pessoas de idade. Os jovens também. A aparência física é tão importante depois dos sessenta anos como em qualquer outra época da vida. Uma vaidade saudável — o interesse em como você é visto pelos outros e por si mesmo — é sinal de uma auto-estima normal e não de egocentrismo. Infelizmente, algumas pessoas de mais idade, apesar de gozarem de boa saúde, tornam-se desleixadas em relação à sua aparência sem nem mesmo perceberem. Uma aparência agradável não exige roupas caras, mas sim atenção às coisas que a maioria das outras pessoas nota: higiene, uma figura razoavelmente arrumada, roupas bem cuidadas, cabelos, pele e unhas tratadas e o bom senso no uso de produtos cosméticos. As queixas mais comuns que temos ouvido contra a má aparência se referem ao desleixo generalizado e até mesmo à falta de asseio. As mulheres se aborrecem com a tendência que os homens de mais idade têm de relaxarem em relação às suas roupas, e a típica queixa masculina é a de que muitas mulheres com mais idade não cuidam de seus cabelos, deixando que se tornem desalinhados, ou os penteiam de maneira muito exagerada, imprópria ou fora de moda. Gostaríamos de oferecer algumas sugestões para o cuidado pessoal que são especialmente relevantes para as pessoas de mais idade:

*Cuidados com a pele para homens e mulheres.* O ideal é que a prevenção de problemas de pele comece na juventude, tanto dos homens como das mulheres, mas esses cuidados podem ajudar em qualquer idade. A pele pode ressentir-se com muito sol ou vento, má nutrição, álcool em excesso, doença, depressão, medicamentos e ansiedade. A exposição excessiva ao sol provoca um envelhecimento prematuro, particularmente entre as pessoas brancas, mais do que qualquer outra causa. Banhos de sol ou trabalho e divertimentos fora de casa, sem nenhuma proteção contra o sol, por longos períodos de tempo, são os maiores culpados. Podem resultar em danos permanentes à pele, afetando tanto a camada superficial como a interna, causando a perda de água e elasticidade, rugas profundas e sulcos. Exposições prolongadas ao frio muito intenso, casas excessivamente aquecidas com umidade mínima e ar condicionado em climas quentes podem depauperar a umidade da pele, fazendo com que ela fique com rugas. Cobertores elétricos, deixados ligados durante toda a noite, podem ressecar a pele do corpo. Vários tipos de poluição atmosférica podem ser prejudiciais. Má nutrição, seja pela deficiência de vitaminas ou por dieta desequilibrada, podem fazer com que a pele se torne sem elasticidade, escamosa e seca. O afrouxamento da pele algumas vezes acontece após um emagrecimento rápido. Ansiedade, depressão e tensão aceleram os sinais da idade. O fumo pode fazer com que surjam rugas antes do que aconteceria normalmente pois a nicotina causa um estreitamento dos vasos capilares e reduz o fornecimento de sangue que leva alimento e oxigênio para a pele.

Mesmo que se cuide muito bem da pele, ela começa a apresentar rugas e franzidos já por volta dos quarenta anos de idade. As rugas, em si mesmas, não devem se tornar uma preocupação obsessiva; "aparentar a idade que tem" não significa deixar de ser atraente. As mudanças faciais trazidas pela idade são aspectos da individualidade. Mas, evidentemente, todos nós — mesmo aqueles que não são enredados pelo culto da "juventude" — querem ter a melhor aparência possível. Não desperdice seu dinheiro em "removedores de rugas" e outros produtos 'garantidos" para torná-lo mais jovem. Qualquer coisa que conserve a umidade da pele ajudará a desacelerar a aparência da idade. Descreveremos um tratamento simples que poderá ser seguido pelos homens e mulheres que quiserem cuidar de suas peles.

A limpeza completa do rosto e do pescoço é importante como um primeiro estágio. Muitas pessoas de mais idade podem suportar um sabonete neutro se for usado rapidamente e depois bem enxaguado. Outras pessoas podem precisar de uma loção de limpeza que possa ser enxaguada ou lavada e que combine creme com uma certa quantidade de sabonete. (Cremes e óleos usados separadamente são difíceis de remover e a pele nunca fica totalmente limpa.) Após a limpeza e o enxaguamento completo com água quente, o rosto deve ser seco com palmadinhas e imediatamente protegido por um umedecedor leve para o dia ou um creme oleoso mais pesado para a noite enquanto a pele ainda mantém a umidade absorvida no enxaguar. Muitos cremes baratos de drogarias agem tão bem quanto os mais caros. Aproximadamente, uma vez por semana, as mulheres deveriam esfregar o rosto com alguma coisa áspera como uma luva de bucha ou fubá barato em um pano molhado. Isso ajuda a remover a camada exterior de células secas e escamosas. (Os homens não precisam fazer isso pois ao se barbearem removem essas células.) O próprio corpo pode ser protegido contra o ressecamento pela utilização de uma loção corporal após um banho de banheira ou uma chuveirada, quando, então, a pele absorveu umidade.

Saunas faciais elétricas ressecam a pele. Na verdade, o rosto não deve ser massageado, mas se você quiser fazê-lo, nunca estique ou puxe a pele para baixo. Muitos processos químicos e raspagens dermatológicas (remoção de tecidos da camada exterior da pele com uma escova metálica) podem ser perigosos a menos que sejam feitos por profissionais competentes. Também são caros. Cirurgia plástica, tanto para homens como para mulheres, pode corrigir o afrouxamento grave da pele; mas, também é cara e seus bons resultados duram apenas de três a cinco anos. O melhor tratamento para a pele é uma boa limpeza, boa dieta, repouso e a ausência de tensão, assim como evitar o excesso de sol, vento, álcool e cigarros.

*Asseio.* Um surpreendente número de pessoas torna-se extremamente descuidado com a higiene pessoal à medida que se torna mais velho. Há várias razões possíveis para isso: pode ser um sinal de desânimo ou entrega, uma expressão de rancor contra o resto do mundo ou simplesmente preguiça e desleixo. Nem todas as culturas valorizam a limpeza como a nossa, e nem todos *nós* gostamos de limpeza; conhecemos uma senhora que disse furiosa: "Não tenho a menor intenção de me vestir bem arrumadinha e andar perfumada! Na minha idade tenho o direito de ser fedida se quiser". Mas se você estiver interessada em manter vida social, deve encarar o fato de que um banho diário de banheira ou chuveiro (durante períodos de doença, um banho de esponja pode ser usado como substituto), a barba bem feita, a escovação regular dos dentes (e dentaduras bem ajustadas), cabelos, rosto, roupas e unhas limpas aumentarão suas chances socialmente.

*Cuidados com os cabelos.* Muitas pessoas de mais idade preferem pintar os cabelos grisalhos ou brancos e isso deve ser feito cuidadosamente e com certa sutileza, prestando atenção às instruções do produto, pois os fortes produtos químicos de sua composição podem prejudicar os cabelos se forem utilizados de maneira errada. Na verdade, cabelos grisalhos e brancos são muito charmosos e nos parece uma pena que a moda atual costume rejeitá-los.

O cabelo de um certo número de pessoas torna-se cada vez mais ralo à medida que elas se tornam mais velhas. Entre as mulheres, isso pode acontecer após a menopausa. Muitos homens têm uma propensão hereditária para a calvície, mas, raramente, as mulheres perdem seus cabelos na mesma extensão que os homens, exceto no caso de doença. Uma *temporária* perda de cabelo costuma acontecer após doença, má alimentação ou *stress* de qualquer tipo.

Cabelos saudáveis exigem muitos dos mesmos elementos indispensáveis para se ter uma pele saudável — boa alimentação, repouso, ausência de doença e proteção contra os elementos. A limpeza simples com um xampu neutro como o xampu Johnson's para bebês, uma boa enxaguada e um penteado agradável é tudo o que se precisa para cuidar de cabelos ainda saudáveis. A caspa geralmente pode ser tratada com diversos xampus. Pode ser que você precise mudar de marca ocasionalmente para que ele continue eficaz. Diversos problemas do couro cabeludo devem ser tratados por um dermatologista.

Muitas pessoas de mais idade compram perucas e apliques. Não há problema se tiverem uma aparência natural e forem conservados em boas condições. Mas nada pode ser pior do que uma senhora de certa idade com uma peruca frisada ou manchada, ou um senhor com um topete "óbvio". Se você não puder comprar e manter uma peruca ou um aplique de boa qualidade que possam passar por cabelo natural, continue a usar seus próprios cabelos.

*Cosméticos para mulheres.* Nosso conselho quanto a cosméticos é: não exagere. Produtos de maquiagem que assentavam bem quando você tinha menos idade, provavelmente mais tarde, serão demasiadamente berrantes para seu rosto, principalmente pintura carregada para os olhos e batons brilhantes. Mude para cores suaves que são bem mais harmoniosas para a pele de mais idade. Pergunte honestamente à sua família e amigas, pois pode acontecer de você ser incapaz de notar que sua maquiagem precisa ser mudada. Um umidificador, um pouco de sombra ou tônico nas faces, uma camada de pó translúcido, um batom sutil e talvez uma pintura discreta para realçar os olhos é tudo o que uma senhora de idade precisa para tornar-se atraente.

*Roupas.* Homens e mulheres de mais idade costumam entregar-se à rotina em relação às roupas que usam. Após anos de casamento, ou vida de solteiro, freqüentemente esquecem o autêntico prazer estético que roupas bem talhadas e escolhidas causam nos outros — e neles mesmos. Na verdade, algumas pessoas com mais idade manifestam uma atitude irritada e desafiante em sua escolha deliberada de roupas inapropriadas. Se você vive com um orçamento apertado e depende principalmente dos rendimentos e da aposentadoria da Previdência Social, não deve sobrar muito para comprar roupas. Mas, sempre que possível, comprar roupas melhora a disposição. Em certas localidades, lojas barateiras oferecem roupas bastante boas; isso depende de onde você vive. Se você não puder gastar com roupas já prontas, poderá conseguir uma máquina de costura para aprender a fazer coisas. Conhecemos homens e mulheres que se transformaram em alfaiates e costureiras habilidosos depois de se aposentarem. Insinuações para os membros mais jovens de sua família podem fazer com que eles tenham a feliz idéia de presenteá-la com roupas no Natal ou no seu aniversário.

Tanto ou mais importante é conservar as roupas limpas, em boas condições e reformadas para "caírem" bem se seu corpo mudou. Com a idade, as pessoas costumam ficar mais baixas e magras. Um terno ou vestido favorito com mais de dez anos mas ainda na moda pode estar muito grande e precisar de alterações; dê uma boa olhada no espelho de tempos em tempos.

Problemas físicos podem exigir roupas especiais. Veias varicosas nas pernas são facilmente ocultas e protegidas por calças e meias especiais para homens. As mulheres podem usar meias elásticas que tenham uma aparência atraente e que atualmente são fabricadas em diversas cores.

Um sutiã que modele bem torna-se importante pois com o passar do tempo, os seios das mulheres precisam de mais apoio. Isso é especialmente verdade para as que têm seios grandes. Cintas modeladoras podem favorecer certas roupas, mas se você mantiver um corpo bem exercitado e em boa forma, provavelmente não precisará usá-las.

Uma outra sugestão: Não se vista como os jovens. Você tem sua própria idade; aceite-a tranqüilamente. Vista-se com classe, bom gosto e dignidade, e os outros respeitarão seu senso de auto-estima.

# 6.

# Descobrindo Novas Maneiras de Fazer Amor

Se você andou pensando em mudar alguns aspectos de sua vida sexual, chegou o momento de agir. Não se deixe intimidar pelo preconceito de que hábitos arraigados são inalteráveis. Quem teve um temperamento receptivo a mudanças e novidades, certamente, continuará assim por toda a vida. Pesquisas científicas provaram sem sombra de dúvida que as pessoas de mais idade aprendem tão bem — e, às vezes, até melhor — quanto os jovens.

Contudo, não subestime a força do hábito, cujo grande poder é o de não ser consciente: o comportamento sexual costuma se tornar uma rotina sem entusiasmo com o passar dos anos, geralmente porque nunca paramos para analisá-lo. Você sempre mantém relações à mesma hora do dia e da mesma maneira? Continua a se interessar e se sentir motivada por sua vida sexual? Seu parceiro/a e você sabem como se satisfazer mutuamente? Pode ter chegado o momento de se soltar mais. Tentar algo novo para redescobrir como apreciar o calor e a intimidade proporcionados pelo amor e o sexo.

## Ambiente Propício

Observe seu quarto com olhos críticos. É confortável e agradável? Aconchegante para fazer sexo? Uma cama de casal, firme e cômoda, é um item padrão, a menos que, por motivo de doença, problemas de sono ou escolha pessoal, o casal tenha preferido camas separadas. Nesse caso, a solução ideal seria uma cama de casal para as relações, conversas e outras intimidades e uma cama de solteiro no mesmo quarto ou em um quarto próximo, exclusivamente para dormir. A cama de casal incentiva a sensação de companhia e reciprocidade que tanto enriquece a vida do casal.

Muitas pessoas de mais idade adquirem o hábito de colocar remédios na mesa de cabeceira. Além de não ser nada estético, também pode ser perigoso. Quando estamos sonolentos, podemos ser enganados pelas embalagens e, no meio da noite, tomarmos as pílulas erradas ou, acidentalmente, uma dose excessiva. Sugerimos que todos os remédios sejam guardados longe dos olhos, a alguns passos da cama, a menos que sejam absolutamente necessários em emergências (por exemplo, nitroglicerina para cardíacos). Assim você estará se protegendo e evitando se lembrar constantemente — e lembrar a seu parceiro — de suas dores e doenças.

Outra coisa que chamou nossa atenção em muitos quartos de pessoas com mais idade, foi a galeria de retratos familiares de filhos, netos, sobrinhos, sobrinhas e antepassados. Isso pode ser agradável para um casal com muitos anos de vida em comum. Mas, no mínimo, é embaraçoso para uma nova companhia. Quando ela se deita, cheia de expectativas, descobre que cada um dos seus movimentos está sendo observado pelos parentes do outro. Compreenda os sentimentos de seu parceiro. Se as fotos de família atrapalharem sua vida sexual, não hesite em exilá-las para um outro cômodo.

A cama, evidentemente, também é um local agradável para passar seus momentos de lazer e relaxar, assim como para fazer amor e dormir. Ler, ouvir música, assistir televisão, comer um lanche conversando sobre os acontecimentos do dia ou uma boa massagem são alguns dos prazeres que ela pode proporcionar. Uma boa cabeceira ou alguns travesseiros grandes e firmes, permitem uma leitura mais agradável. Na hora de dormir, pode ser que você prefira dois travesseiros menores. Um bom abajur evita que os olhos se cansem desnecessariamente. Use tapetes não-deslizantes se o quarto não for acarpetado. Um cobertor elétrico não é muito caro e pode ser bastante útil nos climas mais frios. Com o passar dos anos, os corpos costumam apresentar uma temperatura mais baixa, principalmente nas pernas, mãos e pés, devido à circulação sangüínea mais lenta. Entretanto, saiba usar o cobertor elétrico adequadamente pois ele resseca e até racha a pele. Aqueça a cama e seu corpo com ele, mas desligue-o antes de dormir. A boa ventilação do quarto é fundamental para se ter um sono saudável. Se não for além das suas posses, o ideal é ter um condicionador de ar nos climas quentes e umidificadores nas regiões secas e frias. Com eles, o coração e o sistema circulatório trabalham mais facilmente. Para finalizar, um telefone ao lado da cama permite que se consiga ajuda rápida em uma emergência. Além disso, é agradável para quem vive só e gosta de conversar um pouco antes de dormir.

## O Momento Ideal

Limitar o sexo apenas à hora de deitar é um hábito fácil de se adquirir quando se tem pouca privacidade durante o dia e há as pressões do trabalho ou a necessidade de se cuidar da família. Contudo pode muito bem não ser seu momento predileto para o sexo. E, com o passar do tempo, um período de menos energia.

Felizmente, aposentados podem manter relações em qualquer momento que desejarem. Não precisam acordar cedo no dia seguinte e assim têm a noite inteira à sua disposição. Um casal nos contou que costuma acordar às duas ou três da madrugada. Passam uma hora ou mais conversando e fazendo amor e depois voltam a dormir. A manhã é o período do dia escolhido para o sexo por muitas pessoas de mais idade, pois nesses momentos se sentem descansadas e relaxadas. Alguns homens sentem maior disposição sexual após uma noite bem dormida. Umas cochiladas durante o dia poderão trazer novas forças aos que preferem as relações noturnas por livre escolha e não por hábito. Essas sonecas também podem ser um momento propício para o sexo. A falta de horários rígidos trazida pela aposentadoria permite que cada um escolha seu momento predileto e não precise fazer amor quando se sentir cansado, agitado, aborrecido ou simplesmente sem vontade.

Para os que não são aposentados, sugerimos que experimentem mudar seus horários nos fins de semana, feriados e férias. Quando for imposível viajar, tire férias em sua própria casa. Se morar sozinho, desligue o telefone e comporte-se como se estivesse fora de casa. Escolha novos locais para fazer amor; a cama e o quarto, definitivamente, não são os únicos lugares para o sexo. Solte-se e descubra do que mais gosta.

## Como Relaxar

Um banho quente de banheira ou chuveiro antes do sexo poderá relaxá-lo de forma agradável. Massagear e ser massageado, deixar o ambiente com pouca luz e aproveitar uma boa música também podem fazer com que você se sinta bem disposta. Um *pequeno* copo de bebida alcoólica pode aliviar a tensão — recomendamos vinho branco seco ou saquê aquecido. O leite morno — apesar de não ser a bebida mais sensual do mundo, pode relaxar. Experimente deitar-se nua se nunca fez isso anteriormente. Mas se se sentir mais à vontade vestida, lembre-se que camiseta e *shorts* (homens) ou a camisola predileta mas puída (mulheres) não são sexualmente excitantes para o parceiro.

## O Que Você Pode Fazer Por Seu Parceiro

Não iremos descrever conhecimentos técnicos extensos que as pessoas podem adquirir sobre como fazer amor. Isso já foi descrito apropriadamente em outros livros (veja exemplos numa boa livraria), e na nossa opinião tem-se enfatizado demais o lado técnico do sexo, fazendo com que ele se assemelhe mais a um exercício de ginástica ou uma tarefa difícil do que à expressão de amor. Com isso não queremos dizer que através da leitura e outros métodos você não possa aprender muitas coisas úteis; mas lembre sempre que apesar da habilidade poder intensificar sentimentos autênticos de calor e afeto, nunca poderá substituí-los ou ser considerada mais importante.

Queremos chamar sua atenção para informações especialmente relevantes para pessoas de mais idade. O problema sexual mais comum entre as mulheres que já ultrapassaram a idade madura é a incapacidade de conseguirem ter orgasmo. "Frigidez" é a palavra usada freqüentemente para descrever esta situação, e é um termo infeliz porque sugere frieza e indiferença sexual. Isso não explica corretamente o que acontece com muitas mulheres.

Na vida sexual da maioria das mulheres, há períodos em que elas não têm orgasmo, mas geralmente isso é passageiro. A perda temporária de reação pode ter várias causas, entre elas cansaço, aborrecimentos emocionais, tédio, infecções vaginais ou outros problemas físicos, medicamentos, falta de estimulação adequada do clitóris. Além disso, um número considerável de mulheres nunca tem orgasmo durante o ato, mas podem alcançá-lo de outras maneiras como carícias, auto-estimulação ou estimulação oral feita pelo parceiro. O orgasmo através de qualquer um desses meios pode ser agradável. Ainda há outras mulheres que nunca alcançam o orgasmo não importando o método, inclusive masturbação. A ausência completa ou grave de reação sexual de forma contínua geralmente pode ser rastreada até atitudes emocionais desenvolvidas durante os primeiros anos de vida. Para algumas mulheres isso é extremamente perturbador; para outras nem tanto; e as restantes nem consideram que isso seja um problema.

Uma boa quantidade de mulheres de mais idade nunca alcançou o orgasmo porque a relação sempre foi muito rápida e mecânica. Quando iso ocorre, o casal precisa moderar sua atividade e descobrir o que a mulher sente como excitante e agradável. Muitos homens de mais idade não compreendem a importância de aprender a estimular a área do clitóris das mulheres, seja com as mãos, a boca ou o próprio pênis.

Com a idade, algumas mulheres passam a ter problemas de lubrificação o que pode exigir longos períodos de carícias e jogos sexuais antes que a lubrificação comece a acontecer. Uma geléia lubrificante pode ser colocada na vagina se a lubrificação for insuficiente.

As mulheres podem aprender a se tornarem sensíveis quando os homens estão tendo problemas de impotência. Experimente uma nova posição de coito flexionando seus joelhos e colocando um travesseiro sob suas cadeiras para elevar a pélvis e assim acomodar mais facilmente o pênis parcialmente ereto de seu parceiro. Lembre-se que a ereção pode ser estimulada pegando-se no pênis, por isso aprenda a massageá-lo. Não o empurre para cima em direção do abdômen, pois assim o sangue escaparia. Empurre-o para baixo, fazendo pressão em sua base o que aumentará a pressão nos principais vasos sangüíneos que seguram o sangue já contido no pênis.

A mulher pode aumentar a força de uma ereção, literalmente, metendo o pênis parcialmente ereto em sua vagina e flexionando os músculos vaginais até que surja a ereção completa. Muitas mulheres gostam de segurar o pênis em sua vagina depois de fazerem amor. Se tiverem desenvolvido seus músculos vaginais, isso poderá ser possível mesmo que o pênis se torne flácido, o que acontece mais rapidamente, após o orgasmo, à medida que o homem torna-se mais velho. Finalmente, queremos salientar novamente que uma mulher não precisa se sentir obrigada a "dar uma ejaculação para o homem" cada vez que fizerem amor. Deixe que o homem decida sobre isso e concentre-se no prazer mútuo do contato físico e emocional, assim como no seu próprio orgasmo se ele acontecer.

Homens e mulheres podem aprender a se ajustar às necessidades dos parceiros de outras maneiras. Se um de vocês é obeso ou tem um abdômen protuberante, por exemplo, terá que tentar encontrar uma posição sexual que permita que o pênis alcance a vagina. (Naturalmente você também deve fazer regime!) A técnica triangular pode ser usada; nela, a mulher deita-se sobre suas costas com as pernas abertas e os joelhos bem flexionados, o homem deita-se sobre ela com seu quadril sob o ângulo formado por seus joelhos levantados. Outra posição acessível é o homem deitar-se sobre as costas enquanto a mulher senta-se sobre ele com uma perna de cada lado.

Atualmente as pessoas de mais idade experimentam novas posições sexuais tanto quanto os jovens. Há várias alternativas para a posição padrão tipo "papai e mamãe" com a mulher embaixo, deitada sobre as costas e o homem em cima; a mulher em cima ou o homem penetrando a mulher por trás são as variantes mais comuns.

Também há um certo número de alternativas para a relação que são sexualmente agradáveis. Entre elas está a estimulação mútua dos genitais do parceiro com as mãos assim como estimulação de outras zonas erógenas do corpo — boca, pescoço, orelhas, seios e nádegas. O sexo oral passou a ser aceito como uma forma comum e agradável de atividade sexual mas é preciso um bom nível de práticas higiênicas como a lavagem dos genitais antes da atividade sexual. Alguns casais utilizam estas técnicas como preliminares da relação. Outros, como substitutos porque a relação não é possível ou simplesmente por preferência.

Os aparelhinhos sexuais geralmente são um desperdício de dinheiro com exceção dos vibradores movidos a pilha, que muitas pessoas consideram estimulantes e certos objetos protéticos que podem ajudar o homem a manter o pênis rígido ou que podem substituir completamente o órgão masculino. Mulheres de mais idade devem evitar lavagens genitais depois do sexo com soluções perfumadas ou o uso de desodorantes íntimos muito comercializados hoje em dia. São desnecessários e podem trazer problemas médicos.

*Sexo Individual*

Auto-estimulação ou masturbação é uma prática comum e saudável entre as pessoas de mais idade. Fornece uma forma de descarga sexual para pessoas que não têm parceiros — solteiros, viúvos ou pessoas divorciadas — assim como para maridos e esposas de parceiros doentes ou ausentes. Algumas pessoa usam a masturbação como um suplemento da relação sexual, principalmente se precisam de sexo mais freqüentemente do que o parceiro ou gostam da variedade fornecida por ela. Mulheres podem ter orgasmos mais intensos com a masturbação do que durante o ato sexual.

A masturbação geralmente começa na infância. É normal que todas as crianças explorem seus corpos, e a maioria das crianças se masturba a menos que os adultos evitem que o façam. Há evidências de que a auto-estimulação é uma importante preliminar para a sexualidade adulta, capacitando as pessoas para saberem reconhecer e satisfazer suas sensações sexuais. As pesquisas de Kinsey entre 1948 e 50 mostraram que 92 por cento dos homens e 62 por cento das mulheres haviam se masturbado em algum momento de suas vidas, e há indicações de que a masturbação está se tornando mais popular entre as mulheres. Ela pode continuar por toda a vida até idades bem avançadas, e tem sido descrita por nonagenários. Algumas pessoas começam a se masturbar pela primeira vez depois de deixarem a idade madura, principalmente se não têm parceiro ou tornam-se muito debilitados fisicamente para manterem uma relação.

É importante libertar-se da idéia de que a auto-estimulação é insalubre, imoral ou imatura. É uma forma de prazer que deve ser aprendida e aproveitada por si mesma. Resolve tensões sexuais, mantém o desejo sexual vivo, é um bom exercício físico e ajuda a preservar o funcionamento sexual tanto nos homens como nas mulheres que não tenham outras formas para descarregar seu desejo sexual. A abstinência total de atividade sexual pode produzir tensão e resultar em impotência nos homens e ausência de lubrificação, assim como modificação da forma vaginal, nas mulheres. Vibradores podem fornecer uma boa ajuda à masturbação. Muitas pessoas têm fantasias sexuais que aumentam o prazer da auto-estimulação.

### Conversando Sobre Sexo Com Seu Parceiro

Alguma vez você já conversou livremente sobre sexo com seu parceiro/a? Sobre o que a excita mais? Sente-se embaraçado ou muito desajeitado para fazer perguntas? Alguma vez sua parceira o interrogou francamente? Muitos casais supõem que não se deve tocar nesse assunto pois o sexo "acontece naturalmente". Isto não é bem assim. Cada um de nós é diferente dos outros e precisamos expressar o que gostamos e o que não, em vez de simplesmente esperar que nossos parceiros sejam capazes de ler nossas mentes ou saber intuitivamente como nos agradar.

Comece discutindo seus sentimentos sobre a própria conversa a respeito de sexo. Depois se ajudem contando ao parceiro o que lhes dá prazer. Finalmente, tentem de todas as maneiras possíveis fazer o que é mais agradável para o outro. Você pode se surpreender sobre o quanto não sabe a respeito de seu parceiro e sobre tudo o que você esteve relutante de admitir para si mesmo. Aprenda a arte sexual de dar e receber quando você dá alegre e generosamente para outra pessoa esperando que ele ou ela fará o mesmo para você. Alguns casais compartilham suas fantasias sexuais. Você também pode contar casos passados, suas primeiras experiências sexuais, suas atitudes iniciais, e as de sua família, e talvez seus sentimentos sobre o que representa ser um homem ou uma mulher. Comparem características que mais gostariam de mudar em si mesmos e no parceiro, no plano sexual. Seja cuidadoso e delicado quando expressar qualquer insatisfação que eventualmente sinta. Não hesite em expressar seu calor e afeto quando honestamente os sente.

Livros sobre sexo e vida conjugal podem ajudar os casais a aprenderem mais sobre si mesmos e o outro. Você pode achar útil dar uma olhada de tempos em tempos sobre o que você sabe a respeito de sexualidade e das atitudes correntes em nossa sociedade em relação ao sexo. As próprias pessoas mudam com o passar do tempo. O que pode ter sido excitante para você dez anos atrás pode lhe interessar muito menos agora e poderá ter desenvolvido novos interesses sexuais que não existiam anteriormente. Por isso é importante manter-se atento a seu próprio crescimento e mudanças, e continuar a aprender mais sobre sexualidade.

# 7.

## Pessoas Sem Parceiros

À medida que o tempo vai passando, muitas pessoas ficam sem seus parceiros. Isso é especialmente verdadeiro para as mulheres. Em 1970, mais da metade das mulheres com mais de sessenta anos eram viúvas, enquanto que entre os homens só haviam 15 por cento. Outros 5 por cento de homens e 7 por cento de mulheres dessa idade nunca se casaram e cerca de 2 por cento estavam divorciados. A possibilidade de encontrar-se sozinho, depois da idade madura, aumenta ano após ano.

Evidentemente, há diferenças no tipo de vida dos que nunca se casaram e que durante muitos anos criaram um círculo de amizades e pessoas íntimas que substituíram uma família real, e aqueles que subitamente encontram-se separados do cônjuge por morte ou divórcio e têm que viver sozinhos pela primeira vez depois de muitos anos em comum ou, possivelmente, em sua vida. Enquanto os viúvos ficam privados das intimidades compartilhadas e da interdependência de casamentos de longa duração e os padrões sociais que acompanham um casal, o homem ou mulher solteiros ou divorciados há muito tempo estão acostumados a viver sozinhos. Contudo, à medida que o tempo vai passando, a idade e a morte diminuem o número de parentes e amigos íntimos não importando o estado civil que se tenha, e algumas pessoas sentem um vazio crescente em suas vidas que deve ser preenchido. Você não pode contar apenas com o poder consolador do tempo para aliviar as tristezas do luto, ou minorar sua solidão. Novos relacionamentos não acontecerão espontaneamente. Você deve se esforçar para novamente reconstruir sua vida.

*Como começar.* Iniciativa é o primeiro requisito. É sua responsabilidade tomar as rédeas de sua vida, decidir o que quer e o que irá fazer para consegui-lo. Isso não significa que você deliberadamente deva sair "à caça" de um possível parceiro — a menos que as atitudes sem rodeios sejam características suas. Você poderá desejar apenas oportunidades para encontrar pessoas agradáveis e que provavelmente compartilhem dos mesmos interesses que você, e a melhor maneira de conseguir isso é procurar atividades que promovam esses interesses. Você se sentirá menos tensa, e sob pressão, se estiver fazendo algo que goste. Uma sensação de prazer e determinação no que estiver fazendo o encorajará a divertir-se, aprender, relaxar e fazer novos amigos.

*A preocupação de algumas pessoas com etiqueta.* Se você não tiver certeza, siga o Evangelho e faça aos outros o que gostaria que lhe fizessem e use o bom senso. Muitas pessoas de mais idade ainda estão presas a costumes que aprenderam quando eram adolescentes e muitas dessas formalidades não fazem mais sentido atualmente. Dizia-se às mulheres que não seria apropriado telefonar a um homem. Mas se você estiver interessada não precisará esperar que ele faça um convite, aja da mesma maneira que agiria se ele fosse uma amiga. Ele poderá aceitar ou recusar o convite da mesma maneira que você quando é convidada por um homem (ou mulher). Se ele aceitar seu convite, amizade ou um relacionamento poderão se desenvolver ou não — mas você tomou uma iniciativa totalmente apropriada e digna que lhe permitiu ter um papel *ativo* na descoberta de novos amigos e atividades.

*Construindo uma vida social.* Diversas atividades são oferecidas às pessoas de mais idade sem parceiro e que desejam desenvolver uma vida social mais intensa. Uma das melhores oportunidades é no seu ambiente de trabalho se você ainda não se aposentou ou se teve oportunidade de voltar a trabalhar meio período depois da aposentadoria. Para muitas pessoas, o trabalho é um dos principais fatores de auto-estima. Se você não tem um emprego mas está interessado e se sente capaz, considere a possibilidade de procurar com decisão por um trabalho de meio-período, tanto para se sentir útil como pelas oportunidades que ele oferecerá de encontrar novas pessoas em circunstâncias diárias e sem acanhamento.

O lugar onde se mora afeta o número de escolhas que se tem das atividades que aumentarão o círculo social, mas com exceção de comunidades rurais realmente isoladas há mais possibilidades do que você pode imaginar. Se você gostar de política, por exemplo, poderá tornar-se um voluntário da sede local de seu partido. O trabalho voluntário em causas relevantes, postos de serviço social, hospitais e escolas poderá lhe fornecer um trabalho gratificante, ao mesmo tempo que o mantém em contato com outras pessoas que têm os mesmos interesses. Os que gostam de atividade e trabalhos fora de casa podem procurar academias de ginástica, clubes de pedestrianismo e ciclismo e grupos de amantes da natureza e observadores de pássaros. Qualquer interesse sempre traz contatos sociais.

Se você não conseguir descobrir nada que se adapte a seu gosto individual, pense em organizá-lo. Músicos podem iniciar grupos amadores de música de câmara ou orquestras, ou grupos musicais de *jazz,* música sertaneja ou folclórica. Muitas cidades, grandes e pequenas, têm corais amadores, e tudo o que se precisa para participar deles é ter vontade de cantar. Pintura, teatro, artesanato e clubes de arte folclórica são populares; se houver uma ACM em sua comunidade pode ser que ela já esteja patrocinando estas atividades. Conhecemos uma mulher de um dos estados do meio-oste norte-americano que iniciou um círculo de costura que atraiu homens que desejavam aprender como fazer acolchoados e rendas. Organizar jantares informais onde cada um leva um prato é uma boa maneira de cortar despesas e promover contatos sociais. Clubes de culinária atraem mais as mulheres do que os homens embora cada vez mais a cozinha se torne também um divertimento masculino. Clubes de trabalho em madeira e carpintaria, fabricação e degustação de vinhos, de xadrez e investimentos atraem muitos homens de mais idade e algumas mulheres.

Se você mora numa cidade média ou nos seus subúrbios, terá a vantagem de uma maior possibilidade de escolha de atividades. Centros de idosos ou comunitários oferecem oportunidades de recreação para pessoas de mais idade; atualmente, nos Estados Unidos, há cerca de cinco mil centros e clubes para idosos, dirigidos por igrejas, sinagogas, clubes sociais e sociedades não-lucrativas. Estes centros oferecem *shows,* festas, música, salões de beleza, artesanato, viagens, grupos de debate e diversas outras coisas que ao mesmo tempo fazem com que você encontre novas pessoas. Atividades religiosas são uma outra maneira importante de encontrar pessoas. Muitas igrejas e sinagogas patrocinam clubes de solteiros e algumas estão começando a expandir esses clubes para se adaptarem às necessidades de seus membros de mais idade. Converse com seu pároco sobre a possibilidade de iniciar um grupo desses se ainda não houver um em sua comunidade.

Se você vive na zona rural ou em uma pequena cidade, provavelmente conhece todas as pessoas com quem pode ter amizade ou lhe fazer companhia, assim como elas, por sua vez, o conhecem. Para mudar, você pode querer fazer amigos e visitá-los nas comunidades vizinhas e ir a áreas urbanas maiores sempre que possível.

Viagens e férias longe de casa podem ser uma forma de fazer novas amizades. Se você não tem carro, tente conseguir caronas se isso for possível. Vizinhos e amigos podem estar desejando servir de táxi para você (talvez você se sinta mais à vontade se lhes oferecer uma pequena quantia de dinheiro para a gasolina). Certas zonas rurais e muitas cidades pequenas têm linhas de ônibus.

Um grupo pequeno, mas em expansão, de pessoas de mais idade está começando a viver junto em comunidades como uma forma de aumentar seus contatos sociais, diminuir despesas e compartilhar tarefas domésticas. Algumas comunidades são formadas apenas com pessoas de mais idade, enquanto outras incluem membros de todas as idades. A maioria delas fica em grandes casas, apesar de termos notícias de grandes apartamentos ocupados comunitariamente e sem as tarefas que uma casa com jardim exige.

Viagens transoceânicas podem ser divertidas e algumas pessoas encontram parceiros desta forma, apesar delas geralmente atraírem muito mais mulheres do que homens e serem caras. Se você tem dinheiro, se interessa pela região para onde estará indo e gosta de viajar, poderá se divertir e fazer amigos em um cruzeiro. Não tenha medo de pedir ajuda ao comissário de bordo para conhecer pessoas e colocá-lo, no refeitório, em uma mesa com pessoas compatíveis com você. Homens mais jovens que se sentem atraídos por senhoras de mais idade podem usar os cruzeiros como um local para conhecê-las, mas esteja atenta porque talvez ele esteja interessado principalmente em seu dinheiro.

Uma forma mais em conta de viajar em grupo é através de excursões por ônibus. Você pode conseguir passagens para viajar para qualquer ponto do país a um preço razoável. Combine com uma amiga, vá sozinho ou em uma excursão, e esteja receptivo para conhecer pessoas durante a viagem.

Aulas de dança são oferecidas em grande quantidade para pessoas de mais idade, mas tome cuidado porque algumas são muito caras e, às vezes fraudulentas, com "contratos vitalícios" não canceláveis. Se você não encontrar uma escola de dança de boa reputação e com mensalidades razoáveis, procure amigos que o ensinem a dançar. Se você já dança bem, ofereça-se para ensinar outras pessoas. Quadrilhas, danças de salão e folclóricas podem lhe trazer de volta boas lembranças (assim como os próprios passos). Um bom número de cidades têm salões de baile relativamente baratos. Amizades e romances podem começar nesses lugares.

Reuniões de antigos colegas de curso secundário e universitário oferecem a chance de renovar amizades com pessoas da mesma idade que se conheceu anteriormente e que agora estão viúvas ou divorciadas. Conhecemos antigos namorados que se reencontraram e se casaram depois de terem constituído famílias e enviuvado. Reuniões e visitas familiares, geralmente, também são uma outra forma de entrar em contato com pessoas que talvez estejam procurando novos relacionamentos; há uma longa e respeitável tradição, por exemplo, de viúvas e viúvos, que eram cunhados, desenvolverem relações mais íntimas que terminam muitas vezes em casamento.

Clubes comerciais de solteiros (*single clubs*) e serviços computadorizados de encontros não são muito receptivos às pessoas de mais idade. Isso não é de todo mau mas podem ser uma forma cara e desconfortável de encontrar pessoas. É preferível organizar seus próprios clubes de solitários em sua igreja, sinagoga ou organização social.

Ocasionalmente, pessoas de mais idade põem anúncios nos jornais procurando companhia. Isso é bastante arriscado, apesar de algumas vezes trazer bons resultados; freqüentemente, contudo, pode se ter um amargo desapontamento, uma desilusão ou até mesmo passar por uma exploração. Se quiser tentar, fique de olhos bem abertos.

Se você estiver simplesmente procurando um acompanhante ou uma companhia temporária para um acontecimento social ou de negócios, há agências honestas que fornecem acompanhantes por uma certa quantia. Alguns serviços de acompanhantes, contudo, são fachadas para parceiros sexuais (masculino e feminino). Se você não se sente à vontade com acompanhantes comerciais, pergunte a seu pároco se ele conhece alguém que possa acompanhá-lo, ou entre em contato com um grupo local de pessoas de mais idade ou centro de idosos.

Não deixe de prestar atenção em casamenteiros inatos entre seus amigos, conhecidos, colegas, filhos e outros membros da família. Algumas pessoas são extremamente diplomáticas e podem ser muito úteis para se encontrar alguém que você poderá gostar de conhecer. Mas não perca tempo nem arrange problemas escolhendo cuidadosamente seu casamenteiro: procure alguém cujas opiniões você respeite e que o conheça bem.

*Você pode ser explorada?* Sim, é possível. Isso não acontece com freqüência, mas você deve decidir o que procurar e como se proteger. Explorações acontecem em um relacionamento emocional quando alguém "usa" o outro sem dar muito em troca. Alguns homens de mais idade (e, bem mais raramente, mulheres) casam-se principalmente para terem alguém que cuide da casa ou uma enfermeira. O "romance" desaparece logo depois da troca dos "sim" no casamento, e a mulher descobre que foi escolhida principalmente para desempenhar tarefas domésticas. É bem mais prudente, evidentemente, esperar um certo tempo para conhecer o máximo possível sobre a outra pessoa antes de decidir casar-se. A história de seus relacionamentos com o sexo oposto pode ser esclarecedora. A maioria dos exploradores têm uma longa história de casos em que explorou os outros.

Em outras ocasiões, o explorador pode estar atrás de seu dinheiro ou propriedades. Vigaristas matrimoniais que atuam através de clubes de solteiros e se correspondem com pessoas que nunca encontraram mas de quem se dizem apaixonados, são famosos. A pista de que você está com um deles acontece quando ele começa a se interessar demasiadamente por suas propriedades, seu dinheiro ou testamento. Se você suspeitar que isto está acontecendo com você, consiga um advogado, padre ou alguém em que você confia e peça conselhos.

Homens e mulheres de mais idade podem ser explorados mais diretamente por pessoas mais jovens que fingem estar envolvidas amorosamente. Tenha cuidado com pessoas que se "apaixonam" subitamente por você depois que descobrem que você tem dinheiro ou propriedades. Mesmo pessoas com uma modesta aposentadoria podem ser vítimas de vigaristas que não conseguiram ter uma independência econômica ou não sentem motivação para o trabalho e que procuram alguém que tome conta deles financeiramente.

*Qualidades que favorecem novas relações.* Em suas primeiras tentativas para encontrar novas pessoas, pode ser útil pensar que os homens e as mulheres que encontrar provavelmente também estão iniciando suas tentativas e se sentem tão tímidos como você. Na verdade, você descobrirá que o que está procurando em outras pessoas — sejam companheiros, amigos, colegas de trabalho ou amigos mais íntimos — são as mesmas qualidades que eles procuram em você. Calor e receptividade para os sentimentos das outras pessoas são muito valorizados. Pode-se ser introvertido ou exuberante, de acordo com o temperamento natural, desde que uma mente rápida e curiosa esteja presente em sua personalidade. Imaginação, receptividade, senso de humor, sempre são bem-vindos.

Certas qualidades pessoais favorecem a arte da sociabilidade. A maioria das pessoas reage a um senso de vitalidade e energia. Pessoas agradavelmente determinadas (não as dominadoras) tem maior chance de encontrar novas pessoas e formarem relacionamentos gratificantes, simplesmente porque não deixam todas as iniciativas para os outros.

*Qualidades que atrapalham novas relações.* É importante que você mantenha uma abordagem positiva que transcenda ou amenize os problemas que por acaso surgirem. Sabemos através de nossa experiência clínica que determinadas características da personalidade podem atuar como obstáculos para os novos relacionamentos. Muitas pessoas de mais idade tiveram que suportar muitas coisas desagradáveis, como a morte do cônjuge ou de amigos, dificuldades com os filhos, ou problemas financeiros, solidão e uma sensação crescente de inutilidade. Com todas estas tensões, não é difícil achar a vida injusta e ter rancor contra suas circunstâncias. Mas este ressentimento provavelmente fará as pessoas serem cautelosas ao se relacionarem com você. É deprimente ficar com alguém que está sempre se queixando ou de mau humor e cujas opiniões são sempre pessimistas. É preciso força de vontade, consciente e deliberada, para superar a subordinação a tudo o que aconteceu de ruim na vida; mas a menos que se faça isso, as chances de um relacionamento novo e enriquecedor são bem menores.

*Problemas específicos das mulheres.* Mulheres de mais idade, sem parceiros, especialmente as viúvas e divorciadas, freqüentemente são marginalizadas de atividades que envolvem casais. As anfitriãs de jantares e festas acham que deve haver um homem para cada convidada, os casais chegando dois a dois como as criaturas na Arca de Noé. Mesmo que não confessem, as anfitriãs podem também achar que a presença de uma viúva ou divorciada é uma lembrança desagradável da possibilidade de seu marido não permanecer eternamente a seu lado, e podem até achar possível que a convidada tente conquistar seu marido.

Se você é freqüentemente marginalizada socialmente, uma solução seria unir-se a outras pessoas sós e organizar suas próprias festas e atividades. Consiga um grupo de amigos no qual a amizade e não o sexo das pessoas seja o fator comum e faça com que as reuniões sejam ocasiões em que pessoas de diversas idades, estados civis e sexo diferente possam se divertir em sua companhia. Suas amigas casadas também podem ser convidadas, e assim irem se acostumando com a idéia de que há mais de uma maneira de compartilhar ocasiões sociais.

Se você é divorciada, prepare-se para o fato de algumas pessoas a considerarem um fracasso; podem achar, consciente ou inconscientemente, que o fim de seu casamento foi culpa sua. Converse sobre isso com pessoas que gostam de você. Se você realmente tiver problemas, poderá querer procurar ajuda profissional.

Tanto as viúvas como as divorciadas descobrem que alguns homens (casados ou não) pensam que mulheres que já tiveram experiência sexual são automaticamente disponíveis e desejosas de relações. Na verdade, esses homens acham que estão fazendo um favor sexual. Se isso lhe desagrada ou deixa triste, simplesmente diga a eles.

*Problemas específicos dos homens.* Como regra geral homens sem parceiras têm menos problemas sociais. Mesmo aqueles que não eram muito sociáveis quando jovens podem se surpreender de como passaram a ser bem recebidos e procurados. Isto em grande parte acontece porque há menos homens que mulheres; e um homem que goste de se relacionar com mulheres terá muitas chances de fazê-lo. Por outro lado, se você é um homem que acha irritante e problemático ser tratado como um produto escasso, deve deixar isso bem claro, ou evitar as situações em que isso poderá ocorrer.

Indecisão pode ser um problema para os homens. Muitos homens e mulheres, são hesitantes, tímidos ou cheios de dúvidas sobre sua capacidade de lidar com relacionamentos pessoais. Sentir-se valorizado como um homem acessível quando se fica mais velho não é uma coisa que, automaticamente, assegure confiança se no seu íntimo você duvida de sua sofisticação, habilidade ou atração para o sexo oposto. A maioria dos homens foi condicionada para acreditar que qualquer diminuição da confiança "masculina" é humilhante, uma falha em sua virilidade. Apesar de uma mulher poder ter problemas semelhantes de falta de autoconfiança, a sociedade não a pressionou para que se sinta "não-feminina" por isso. Todo homem que duvide de sua habilidade em situações sociais ou sexuais deve saber que está cheio de companheiros com as mesmas dúvidas, e que isso não diminui sua virilidade. Também deve se lembrar que a maioria das mulheres que encontrar não irá compará-lo com algum ideal inatingível e considerá-lo um fracasso. Além disso, o homem tímido, acanhado ou indeciso sobre sua competência terá que ter a mesma força de vontade, e exercitar o mesmo grau de iniciativa, que uma mulher hesitante. Sem essa determinação, não acontecerão relacionamentos por acaso, nem para ele, nem para ela.

Quando um homem tem dúvida sobre seu desempenho sexual, ou medo de que a mulher com quem está fazendo amor possa estar comparando seu comportamento com o de um antigo parceiro, isso *afetará* sua capacidade sexual. É preciso um esforço ativo de ambas as partes para que o momento presente seja satisfatório para os dois. Lembranças de antigas relações sexuais não devem poder dominar o presente. O que importa é o agora. O que cada um dos parceiros pode oferecer ao outro deve ser mais importante do que qualquer outra coisa. Uma mulher carinhosa que oferece amor e uma nova sensação de segurança para o homem que está se sentindo com dúvidas sobre sua habilidade, restaurará sua confiança. Problemas sexuais com profundas raízes podem exigir ajuda profissional, mas as dúvidas íntimas que têm suas origens na timidez e na apreensão sobre o desempenho — o que é bem mais comum — freqüentemente são suavizadas pela consideração e o afeto.

*Lidando com recusas, rejeição e desapontamentos.* Por mais confiantes que se mostrem superficialmente, muitos homens e mulheres se preocupam com rejeições quando iniciam ou respondem a uma oportunidade social. Como você poderia lidar com recusas e desapontamentos? É natural sentir-se magoado, mas não deve deixar que estes sentimentos persistam. É preciso aceitar a possibilidade de rejeição sempre que se envolver com outros, então considere-a como um fato normal. Afinal de contas, a outra pessoa tem o direito de dizer não — tanto quanto você, quando é abordada. Não deve, entretanto, fazer com que deixe de se envolver. Lembre-se que a rejeição também pode ser útil, mantendo afastadas pessoas que seriam infelizes juntas.

Evidentemente, haverá determinadas ocasiões em que a rejeição seja rude e não leve em consideração os seus sentimentos. Inevitavelmente, uma certa quantidade de seus contatos sociais irá se mostrar desagradável, e algumas vezes, até mesmo causadora de sofrimento. Isso é inevitável nas relações humanas, em qualquer época da vida. O que se deve lembrar é que recusas e desapontamentos não significam que você é um fracasso como pessoa. Se estiver perdendo confiança e sentir que está precisando de uma nova visão de si mesmo, converse sobre suas experiências com um amigo íntimo. Depois tente de novo. Aproveite todas as suas experiências mesmo as de acontecimentos desagradáveis. Tente outras vezes. Acima de tudo, não perca tempo se censurando pelas coisas que não derem certo. Aprenda a avaliar com bom senso as coisas que são de sua responsabilidade e as que estão além do seu controle.

*Indo depressa demais.* E se um parceiro, de um casal recentemente formado, for muito apressado em sua busca de intimidade? Muitas pessoas de mais idade têm horror da imagem da viúva caçadora de marido ou do homem que quer manter relação sexual já no primeiro encontro. Novamente, use seu bom senso. Não tenha medo de dizer à outra pessoa que você está se sentindo pressionado. Seja compreensivo com os sentimentos da outra pessoa, especialmente se você for impulsivo ou bastante ativo. Um relacionamento que pretenda ser mais do que meramente temporário, precisa de tempo para crescer. As pessoas devem examinar os sentimentos mútuos e aprender mais sobre o outro parceiro. Decidam juntos o andamento da relação. Muitas pessoas não estão prontas para intimidades físicas — muito menos casamento — até sentirem compreensão e afeto mútuos. Uma relação duradoura é baseada tanto em respeito como atração.

*Devo voltar a me casar?* Esta pergunta costuma ser feita por homens e mulheres cujos casamentos anteriores foram infelizes ou difíceis. Supõem que um segundo casamento está destinado a repetir os mesmos erros. Evidentemente, todos os casamentos têm problemas e os parceiros devem se esforçar para resolvê-los. Mas um segundo casamento provavelmente não trará mais problemas que o primeiro, e como as pessoas passam por mudanças, e aprendem com a vida, há uma boa chance de uma escolha melhor do parceiro e de um ajustamento mais adequado na segunda tentativa.

Ocasionalmente homens e mulheres se preocupam se talvez não estejam velhos demais para se casarem novamente. Se você sente um afeto profundo por alguém e quer se casar novamente, não tenha dúvidas em fazer isso. Tem havido muitos casamentos felizes que começaram aos sessenta, ou setenta anos e até mais tarde. As razões porque se casa têm efeitos muito maiores no casamento do que a idade ou o passado dos parceiros. Aqueles que se casam por amor ou companheirismo têm mais probabilidade de viverem felizes juntos do que aqueles que estão procurando um lugar para viver, um incremento financeiro, uma dona-de-casa ou enfermeira. Homens e mulheres que já se conheciam, ou que tiveram a mesma profissão ou interesses comuns, podem ter uma base mais sólida sobre a qual possam construir sua vida conjunta.

*Libertando-se do passado.* Freqüentemente, é muito difícil para o homem ou mulher que enviuvou, procurar um novo parceiro sem sentimentos de culpa ou deslealdade à memória do cônjuge morto. Depois que passa o período de luto e o choque inicial e a tristeza diminuiu, você tem obrigação de fazer alguma coisa por si mesmo para aceitar a realidade e compreender que tem o direito a uma vida particular. Isso significa a preservação adequada de seu passado, mas não viver de lembranças. Cultuar o passado com "relíquias" — móveis, *souvenirs,* lembranças — pode significar a rejeição do presente. Talvez seja necessário desfazer-se de alguns dos seus símbolos mais óbvios, como sua aliança. Não é uma traição ao seu antigo casamento aceitar o presente e construir um futuro.

*Casos amorosos entre pessoas de mais idade.* Muitos casais que começam a se dar bem querem se casar porque o casamento lhes confirma a permanência e profundidade de seu relacionamento. Para outros de mais idade, além disso, a idéia de viverem juntos sem casamento é contra seus escrúpulos e moral. Os casais têm o direito de decidirem por si mesmos se desejam legalizar seu relacionamento com o casamento. É possível existirem relacionamentos sinceros e afetivos sem o casamento se o homem ou a mulher decidem assim. A decisão envolve a escolha livre, ou pode ser conseqüência de uma necessidade.

Duas pessoas podem se dar muito bem e quererem viver juntas, mas sentirem que o casamento colocaria certos limites em suas independências que, talvez, prezem muito. Conhecemos homens e mulheres mais velhos que trataram de cônjuges durante doenças crônicas de longa duração até a morte, e sentem que não querem se casar novamente e se arriscarem a passar pela mesma experiência penosa.

Há também certas ocasiões em que o casamento não é possível. Todos já ouviram falar de casamentos infelizes que se mantêm por anos porque um dos cônjuges não concorda em dar o divórcio, forçando o outro a procurar um parceiro fora do casamento. Em outros casamentos, um dos membros pode ter se tornado inválido ou cronicamente doente por um longo tempo, deixando o outro sem um escape emocional e sexual. (Os casos ocorrem mais freqüentemente se o casal de cônjuges tinha uma relação emocional insatisfatória desde antes da doença ou invalidez, ou se um dos parceiros está mentalmente desequilibrado ou internado em uma instituição.) Algumas vezes os filhos de um viúvo ou viúva se opõem tão fortemente a um novo casamento que um caso amoroso é a única forma possível.

Fatores econômicos fazem parte de um número muito maior de decisões de não voltar a casar do que muitas pessoas pensam. Quando a renda é limitada, o fato da Previdência Social punir as viúvas por terem se casado novamente forçando-as a desistirem dos benefícios de suas pensões, faz com que muitas delas não se casem outra vez. Novas leis melhoraram um pouco esta situação, mas as punições permanecem. Enquanto isso, milhares de pessoas de mais idade vivem juntas sem estarem casadas em uma situação que o jornal *Herald* de Miami chamou de "pecado da Previdência Social", para manterem suas pensões. Benefícios advindos de auxílios médicos também podem ser um obstáculo para os casamentos. Se um dos parceiros estava recebendo auxílio médico governamental ele seria suspenso até que todas as economias do novo cônjuge acabassem; só então o auxílio do governo poderia ser retomado. Na verdade, tem havido casos em que marido e esposa se divorciaram, apesar de continuarem vivendo juntos, para que um deles pudesse receber o auxílio médico.*

Existem relacionamentos homossexuais entre pessoas de mais idade mas pouco se sabe sobre eles. Poucos casais homossexuais de mais idade vieram a público e revelaram seu relacionamento francamente, preferindo apresentarem-se como amigos ou companheiros de quarto. O homossexualismo não era considerado com uma escolha pessoal aceitável quando eram jovens e, portanto, teriam se sujeitado

---

\* As leis brasileiras são diferentes. É aconselhável que as pessoas interessadas procurem um esclarecimento sobre sua situação nos vários serviços de assessoria legal que existem. (Nota da revisora técnica)

à censura social. Felizmente, esta situação está mudando. A nossa impressão é a de que há pessoas de mais idade que "escolhem a homossexualidade como forma de vida, mais do que normalmente se imagina.

Pessoas de mais idade que estão pensando em manter um caso amoroso, ou têm sentimentos de culpa por terem se envolvido em um, algumas vezes procuram o pároco ou outros conselheiros para conversar. Pode ser uma situação difícil para um padre resolver se sua visão teológica entra em conflito com seu humanismo e compaixão pelo casal em questão. Um pastor protestante nos contou que um casal de mais de setenta anos o procurou, embaraçados e culpados, porque queriam se casar pelas leis da Igreja. Há muitos anos que viviam juntos, praticamente num regime de subsistência com suas rendas e financeiramente incapazes de se casarem. O pastor decidiu "abençoar" sua coabitação com uma cerimônia simples que não tinha poder religioso nem civil mas que os deixou aliviados e com a fé renovada.

*Vivendo com os filhos.* Viver com os filhos, como vivem aproximadamente 20 por cento das pessoas de mais idade, pode fazer com que sua vida social seja asfixiada a menos que você tome medidas para que isso não aconteça. Não espere que seus filhos reconheçam sua necessidade de privacidade. Você deve tomar a iniciativa, e discutir com eles francamente. Imagine formas de compartilhar o espaço disponível em casa, assim haverá ocasiões em que você possa receber pessoas com privacidade. Algumas casas são suficientemente grandes para que você possa ter alguns cômodos só para você, o que facilita uma vida social independente. Mas a maioria das pessoas com mais idade, no máximo, têm um quarto seu, e, algumas vezes, mesmo esse quarto deve ser compartilhado com outro membro da família. Se você possuir seu próprio quarto e ele for razoavelmente grande, poderá mobiliá-lo fazendo uma combinação de quarto-sala--de-estar e receber seus amigos nele. Se, na casa, vivem crianças pequenas, um cadeado ou uma lingüeta na porta evitará que eles entrem e saiam até aprenderem a bater na porta e só entrarem quando convidados. Sua cama, durante o dia, poderá ser usada como sofá, e você também deve ter uma cadeira confortável, uma pequena mesa ou bandejas para comer, um aparelho de TV, rádio ou vitrola, iluminação agradável e outros confortos para melhor receber os amigos. Se tiver que compartilhar um quarto, consiga alguns momentos para tê-lo só para você. Pode haver dificuldades para receber com privacidade pessoas na sala-de-estar ou de jantar a menos que você e sua família tenham criado um planejamento satisfatório de horários. Torna-se mais fácil se houver um quarto de lazer ou uma biblioteca. Se seus recursos permitirem, você poderá querer ajudar a pagar a construção de um espaço adicional ou fazer algumas reformas.

Deixe claro para seus filhos que você deseja privacidade antes de ir morar com eles. Quando são eles que vão morar com você, as coisas geralmente são um pouco mais fáceis porque você está no seu próprio território para início de conversa. O elemento crucial em viver bem com os filhos é a possibilidade de falar francamente com eles sobre problemas e poder unir os esforços para resolvê-los.

*Vida sexual em instituições.* Aqueles 5 por cento de pessoas com mais de sessenta e cinco anos que vivem em casas de repouso, asilos para idosos, hospitais para doenças crônicas e outras instituições desse tipo têm um problema bastante doloroso. Geralmente é-lhes negada a oportunidade de qualquer vida social e sexual. As visitas são sempre observadas pelos companheiros de quarto e a equipe de funcionários, e sua conversa pode ser ouvida por todos. A maioria das pessoas em instituições são viúvas, e outras menos numerosas, divorciadas ou solteiras. Mas mesmo as que têm parceiros conjugais raramente podem manter visitas matrimoniais nas quais o paciente tem tempo disponível e local privado para ficar com o cônjuge. Um homem de mais idade contou que ele e sua esposa se trancaram em um banheiro durante uma de suas visitas para que assim pudessem fazer amor. Não havia outro lugar onde pudessem manter-se longe dos outros pacientes e enfermeiras.

Intimidades de qualquer tipo entre pacientes não-casados, mesmo abraços e beijos ou ficar de mãos dadas, são olhados criticamente apesar de se tratar de dois adultos responsáveis. Mesmo as pessoas que, compreensivelmente, se valem da masturbação por não terem outra forma de descarga sexual correm o risco de serem descobertas e admoestadas como crianças.

Compreendemos que a maioria das pessoas de mais idade nessa situação são relutantes em se queixar à administração. Contudo, insistimos que o façam pois isso é uma séria infração aos seus direitos como adultos. Peça ao administrador de sua instituição que lhe forneça a privacidade que você e outros pacientes merecem ter. Se precisar de ajuda externa, peça a seus parentes, amigos, pároco, médico ou advogado que o ajude a apresentar sua causa. Converse com outros pacientes que tenham a mesma queixa e faça um projeto conjunto. Poderá também entrar em contato com grupos interessados nos problemas das pessoas de mais idade. Nos Estados Unidos, novas leis federais fornecem direito a uma certa privacidade, mas apenas para casais casados, e apenas nas instituições que participam do programa federal Medicare e Medicaid (mais de dois terços não participam). Estas novas leis não foram uniformemente postas em ação e a não observação delas permite um processo legal.

# 8.

## Encontros, Novo Casamento e seus Filhos

Nossos arquivos de pacientes têm muitos exemplos de conflitos entre pais e filhos adultos que ocorrem quando um dos pais enviúva (ou se divorcia) e tenta construir uma nova vida através de encontros com pessoas do outro sexo, e, possivelmente, um novo casamento.

"Minha filha não gosta de meu noivo e acha que ele está atrás apenas do meu dinheiro."

"Meu filho Jim acha que sou uma tola de me casar com Harry, diz que ele sempre foi um vagabundo."

"Meus filhos acham que sou louca por querer um homem. Não ousei contar tudo o que fiz em meu cruzeiro pela Jamaica."

Nem todos os filhos criam problemas. Muitos ficam contentes por saberem que seus pais estão levando uma vida plena e satisfatória. Outros têm preocupações realistas sobre as implicações práticas; podem receber bem o casamento do pai com uma senhora um pouco mais moça pois sabem que ela tratará dele quando estiver mais velho, mas podem se sentir ameaçados se sua mãe se casa com um homem mais velho, pois ele será um peso para ela e, em potencial, para eles, se ficar doente.

Outros filhos reagem basicamente com suas emoções. A idéia de um dos pais se envolver com um novo parceiro pode provocar ansiedade, sentimentos ameaçadores, ciúmes, dor, raiva ou tristeza. Podem estar muito propensos a darem conselhos que não foram pedidos e até mesmo assumir uma posição de comando se acharem que o pai ou a mãe estão cometendo um engano. Coerção, ameaças e rejeições rancorosas não são raras.

Há numerosas razões que explicam porque os filhos adultos agem assim tão negativamente. Os que nunca conseguiram se tornar psicologicamente independentes utilizam os pais para satisfazer necessidades emocionais que deveriam estar sendo satisfeitas por seus próprios parceiros ou amigos. Isto se percebe se seu filho age de maneira possessiva ou se sente pessoalmente magoado quando você começa a se envolver em uma relação com alguém, e esta não é diferente, na verdade, da atitude de um amante melindrado. É bem provável que você mesma (talvez inconscientemente) tenha encorajado uma relação íntima inadequada com este filho, ou que outras circunstâncias tenham impedido que ele pudesse se emancipar. A idade não é um fator nestas situações. Seu filho de cinqüenta anos pode ser dependente desta maneira mesmo que esteja casado e tenha seus próprios filhos. Nestas circunstâncias, a melhor forma de agir é dizer a seu filho/a, delicada mas definitivamente, que você pretende dirigir sua própria vida, e encorajá-lo a fazer o mesmo.

Algumas vezes, os filhos tentarão preservar a memória de seu pai ou mãe falecidos (ou sua antiga relação com alguém de quem se divorciou) pelo processo de *"relíquias"*. Mantêm uma veemente reverência pelo passado e não querem que nada mude; assim, consideram qualquer relacionamento novo, que você consiga, uma afronta a seu outro pai. Você poderá então ver-se acusada de ser egoísta, insensível ou desleal; e se eles conseguirem fazê-la se sentir culpada, poderá ser levada a romper sua nova relação. Isto é um erro. Seus filhos precisam aprender a lidar com sua raiva e tristeza diante da morte (ou divórcio) que acabou com o casamento dos pais, e colocar fim no luto. Geralmente estão ligados ao passado por uma mistura de sentimentos positivos e negativos, e é essa ambivalência que deve ser resolvida. Converse francamente com eles sobre os sentimentos que nutrem, observe suas reações e tente sinceramente responder todas as perguntas e esclarecer qualquer confusão que haja surgido. Faça-os saber, também, como você lidou com seus sentimentos a respeito do antigo parceiro.

Outro problema pode surgir se seus filhos sentirem rancor ou ressentimento contra você e manifestarem isso recusando-se a aceitar seu direito de construir uma nova vida por você mesma. Muitos desses ressentimentos podem ser bem antigos, outros recentes; alguns podem significar mal-entendidos ou equívocos sobre suas ações em relação a eles, principalmente durante suas infâncias; outros podem ser reais. Os filhos adultos podem tornar-se críticos em relação a seus pais porque estes sempre foram críticos em relação a eles. Outros recordam terem sido duramente castigados ou humilhados por experiências sexuais inocentes durante a infância e, conseqüentemente, crescerem com a idéia de que sexo era errado ou sujo, inclusive a vida sexual de seus pais. Se você puder começar a ouvir sem preconceitos seus rancores — o que pode ser difícil — há uma chance de que você e seus filhos possam desenvolver uma nova compreensão e respeito mútuo. Esteja pronta para admitir seus erros; mas também não assuma toda a culpa. Eles — os seus filhos — e seu antigo cônjuge também tiveram seus papéis. A idéia não é descobrir um culpado, descobrir o "malvado" ou apaziguar os rancores fazendo de você uma mártir, mas esclarecer o que aconteceu, por que e se é possível fazer alguma coisa agora para criar uma relação melhor. A própria conversa franca, algumas vezes, cicatriza antigas feridas. E mesmo quando isso não acontece, *você* é quem decide que escolha irá fazer.

Em seguida iremos discutir um problema que pode aterrorizar os pais — a criança mimada. É o filho que cresceu imaginando-se extremamente importante e nunca deixou de acreditar nisso. Todos os filhos mimados tiveram um ou ambos os pais fáceis de coagir, excessivamente indulgentes ou que mantinham uma disciplina relaxada. Uma tática favorita desses filhos é ameaçar a retirada de seu amor se o pai ou mãe não atender seus desejos. Esta tática é especialmente devastadora quando o filho já está na meia-idade e adquiriu mais poder à medida que o pai foi ficando mais velho e perdeu *status* e autoridade. Quanto mais cedo você perceber que está diante de uma situação como essa, melhor. Não deixe que seu filho ou filha se transforme em ditador. Não é bom para você nem para eles. Pode ser amedrontador pensar que poderá perder o amor deles, mas lembre-se que os filhos raramente "se divorciam" dos pais, pelo menos não por muito tempo, e especialmente se, no íntimo, sabem que você lhes quer bem. Filhos mimados têm uma compreensão intuitiva para obter poder pois aprenderam a usá-lo muito bem quando ainda eram crianças. Use o poder da mesma forma, para que eles saibam que você não é boba.

Antes de mais nada, *tome conta de seu próprio dinheiro e propriedades*. Então comece a tomar decisões pessoais, principalmente em relação à sua vida pessoal. Consiga algumas pessoas com autoridade para ajudá-lo se precisar delas nas primeiras batalhas que deverão acontecer. Seu advogado, pároco, um amigo respeitado ou outro membro da família pode ser capaz de lhe dar apoio quando vacilar, ou falar em seu nome, no início, quando você não puder. Você pode sentir-se animado pelo fato de que os filhos mimados geralmente passam a respeitar as pessoas que não permitem ser manipuladas.

Algumas vezes, os pais descobrem que seus filhos nutrem preconceitos e informações erradas sobre o sexo depois da idade madura como já discutimos em capítulos anteriores. Apegam-se à imagem paternal de Papai e Mamãe e não reconhecem ou não querem reconhecer que você necessita de sexo e amor tanto quanto eles. É provável que você mesmo tenha encorajado isso desempenhando apenas o papel de pai sempre que estava com eles. Um bom antídoto é contar-lhes mais sobre seus interesses sociais e levar seus amigos e acompanhantes à sua casa para conhecê-los. Você pode continuar mantendo sua privacidade, mas eles precisam saber que você tem direito a relações emocionais e pessoais. Pode ser que nunca eles se sintam completamente à vontade em relação ao seu direito de ter uma vida sexual satisfatória, mas sempre podem ser ajudados a aceitar a realidade.

Finalmente chegamos a um dos problemas mais dolorosos, o filho que está de olho no testamento — encontrado principalmente nas famílias em que haverá uma herança após a morte do pai ou da mãe. O filho sempre está preocupado com sua parte da herança e olha com desconfiança as pessoas com quem você esteja saindo ou pensando em se casar. Esses filhos freqüentemente levantam suspeitas sugerindo que qualquer amigo mais íntimo ou um parceiro em potencial está atrás de seu dinheiro. Evidentemente, as pessoas de mais idade podem ser, e muitas vezes são, exploradas, mas se você está na posse de seu bom senso, acreditará em seus próprios julgamentos e talvez nos de amigos confiáveis ou aconselhadores — e *não* em filhos com uma reputação dentro da família de ter demasiado interesse pelo dinheiro ou uma inclinação para a avareza. (Se começar a duvidar de seu julgamento, poderá procurar uma assessoria legal e conseguir um curador. Isso protegerá você, assim como suas posses e propriedades.)

O que faz com que um filho se torne obcecado pela sua herança? Muitas coisas: a indulgência excessiva dos pais, a sensação de não se sentir amado, por seguir um modelo familiar que enfatiza em excesso o dinheiro, ou por lhe faltar um treinamento do prazer que existe na generosidade e na ação de compartilhar coisas com os outros. Também existe egoísmo e cobiça, pura e simplesmente. Este é um problema difícil de resolver a menos que seu filho possa ser motivado para entender a base de sua atitude em relação a posses materiais. Você pode tentar entender sua parte na configuração destas atitudes nas personalidades deles e tentar descobrir que alterações será capaz de fazer. Mas também saiba se protejer financeira e emocionalmente para não capitular diante das exigências de seus filhos. Seus bens lhe pertencem e você pode fazer o que quiser com eles. Se seu filho ou filha começar a pressioná-lo, pode ser útil que mantenha seu testamento em segredo. Se, no entanto, ele for capaz de manter uma certa racionalidade neste assunto, pode ser conveniente que saiba exatamente o que você pretende fazer para que assim aprenda a viver com esta sua decisão. O mais importante é ser resoluto e não se deixar intimidar por ameaças diretas ou veladas, pressões e litígios de suas propriedades.

Geralmente, as reações emocionais de seus filhos em relação a sua vida pessoal possivelmente têm razões profundas e exigem uma atenção especial de sua parte se quiser evitar um afastamento desnecessário e hostilidades. Conselhos da família e conversas individuais íntimas podem ajudar muito. Mas se tudo o mais falhar procure aconselhamento profissional e tente fazer com que seus filhos o acompanhem. Se eles recusarem, assim mesmo procure ajuda, mas deixe claro para seus filhos (e para você mesmo) que você está colaborando para que no final eles aceitem sua nova vida.

*Planejamento Legal Pré-Matrimonial*

Planejamento legal pré-matrimonial é aconselhável e, muitas vezes, essencial. Iremos nos deter em apenas uma forma importante deste planejamento: o acordo ou contrato pré-matrimonial.* Formas alternativas (consórcio, por exemplo) também devem ser considerados mas estão além dos objetivos deste livro. Qualquer que seja o planejamento pré-matrimonial que você escolha, necessitará da assessoria de um advogado.

Há muitos pais que desejam deixar ao menos parte de seus bens diretamente para os filhos e se preocupam com os efeitos de um segundo casamento sobre esta decisão. Se você planeja casar-se novamente e quer fazer algumas disposições financeiras especiais em benefício de seus filhos ou quaisquer outras pessoas, você e seu futuro cônjuge podem elaborar um acordo pré-matrimonial. Na maioria dos estados norte-americanos estes acordos são métodos tradicionais para apaziguar os temores dos filhos e planejar prudentemente suas posses em benefício de seus interesses. Estes acordos também protegem as pessoas de mais idade mantendo seus recursos intactos e disponíveis apenas para as pessoas designadas. As pessoas ricas, tradicionalmente, têm usado acordos pré-matrimoniais em casamentos de qualquer idade, para protegerem os patrimônios familiares. Agora, como as pessoas vivem mais tempo e há mais casamentos tardios, com um número maior de propriedades a serem transmitidas por testamento, os acordos pré-matrimoniais estão se tornando cada vez mais comuns. O acordo geralmente descreve o que *não* estará

---

\* Também denominado de acordos pré-nupciais ou antenupciais — que não devem ser confundidos com os contratos matrimoniais modernos que estipulam deveres dos cônjuges e não têm validade legal. Os acordos pré-matrimoniais tratam apenas de dinheiro e outras propriedades.

disponível para o futuro cônjuge. Para que este acordo tenha validade legal deve ser firmado de conformidade com o Estatuto de Fraudes (Statute of Frauds) com validade para todos os estados norte-americanos.*

Um acordo pré-matrimonial é diferente de um testamento. É uma desistência de direito do seu cônjuge a uma reivindicação da posse de suas propriedades após sua morte. Um testamento pode ser mudado a qualquer momento sem o conhecimento ou consentimento do cônjuge, enquanto que um acordo pré-matrimonial só pode sofrer emenda com o consentimento de ambas as partes. Sua validade começa com o casamento, enquanto que um testamento só passa a ter efeito depois da morte. Evidentemente, o testamento pode ser modificado para dar mais ao cônjuge e menos aos filhos do que está estipulado no contrato pré-matrimonial. Mas, a menos que isso esteja estipulado no testamento, o cônjuge não pode requerer nada mais além do estipulado no contrato pré-matrimonial.

Pessoas com meios modestos também podem considerar proveitosos os contratos pré-matrimoniais, mesmo que seus patrimônios sejam pequenos. Um exemplo pode ser o do viúvo com um certo número de bens e com filhos do primeiro casamento, cuja esposa e filhos o ajudaram a ganhar o dinheiro que ele acumulou. Agora, quando pretende se casar novamente, há um certo temor por parte dos filhos de que a noiva automaticamente passe a ter direito a um terço (ou qualquer que seja a proporção determinada por cada legislação estadual nos Estados Unidos) dos bens de seu pai no caso de sua morte. Se o pai decidir assim, poderá fazer um contrato que estipule que a nova esposa receberá menos do que um terço, com todo o resto distribuído entre os filhos e netos. O proveito financeiro dos filhos será pequeno, mas emocionalmente pode significar muito.

Um outro problema é a separação ou divórcio. Contratos pré-matrimoniais geralmente estipulam cláusulas para a eventualidade de divórcio ou morte, e estes acordos são expressamente reconhecidos em um quarto dos estados dos Estados Unidos por força de lei e na maioria dos outros estados por decisão judicial. Quando o acordo trata não somente da divisão de propriedades na eventualidade da morte, mas também na possibilidade do divórcio, podem surgir problemas. Por exemplo, diversos estados sustêm que acordos firmados antes do casamento para conceder pensões de divórcio no caso de separação não são válidos.

Quando você deve contar a seus filhos sobre seu contrato pré-matrimonial, a sua própria escrituração e as mudanças de seu

---

\* Novamente é aconselhável procurar uma assistência legal para esclarecer a situação no Brasil. (Nota da revisora técnica)

testamento? Alguns pais contam tudo a seus filhos ou pedem que seu advogado o faça. Outros traçam uma linha geral mas não entram em detalhes. Outros, ainda, mantêm tudo em segredo. O que você fizer dependerá de sua avaliação da situação. Os filhos podem se sentir aliviados por receberem ao menos uma idéia geral de suas intenções. Mas se a privacidade em seus negócios financeiros particulares é importante para você, tem todo o direito de manter em segredo suas providências.

Se seus recursos para o pagamento de advogados são limitados, alguns pais pedem a seus filhos para ajudá-los financeiramente na elaboração de testamentos, mudanças testamentárias e acordos pré--matrimoniais. A lógica atrás disso é que os filhos, em última instância, serão os beneficiários destas ações. Outra fonte de ajuda legal são as sociedades de assessoria legal gratuita de sua localidade.

# 9.

## Onde Procurar Ajuda

Discutimos as coisas que as pessoas de mais idade podem fazer sozinhas para compreender e remediar problemas sexuais, pessoais e sociais. Mas quando estes problemas persistem, a ajuda profissional externa pode ser uma boa idéia.

Uma avaliação completa é crucial na determinação exata de onde reside o problema. O primeiro passo em qualquer avaliação de problemas sexuais nesta faixa etária deve ser *sempre* um exame médico. Problemas físicos podem trazer grandes dificuldades sexuais por si mesmos ou, associados com problemas emocionais e sociais, criar um grupo frustrante de sintomas sexuais. Desemaranhar os aspectos médicos dos problemas sexuais pode ser bastante simples ou terrivelmente complicado, mas é algo que não pode ser negligenciado.

*Achando um médico.* Como se encontra um médico que seja bem informado a respeito de sexo? Como achar um que esteja interessado em pessoas de mais idade e compreenda os problemas particulares do sexo, que surgem com a idade? Falando francamente, pode ser difícil. A maioria dos médicos não teve educação sexual como parte de seu treinamento universitário. Esta situação vem mudando lentamente mas você descobrirá que muitos médicos ainda são surpreendentemente pouco esclarecidos e se sentem embaraçados para falar de sexo através do ciclo da vida. Muitos se baseiam principalmente em sua filosofia sexual e experiências particulares. Isso é especialmente verdade quando se trata de sexo na idade madura. Também podem compartilhar pessoalmente da atitude negativa de nossa cultura em relação aos idosos. Em alguns hospitais gerais públicos, os médicos, como rotina, deixam de receitar estrogênio para as mulheres com mais de sessenta anos acreditando que as dificuldades sexuais são irrelevantes após essa idade.

Aumentando as dificuldades de se encontrar um médico compreensivo e bem informado há o fato da maioria deles não ter tido treinamento específico nos problemas médicos gerais das pessoas de mais idade. Isto está sendo mudado lentamente e os programas de diversas faculdades de Medicina começaram a incluir a geriatria — o estudo da velhice — entre suas cadeiras, mas a falta de conhecimento e interesse continuam muito difundidos entre os médicos que estão clinicando.

Lembre-se, contudo, que há uma incrivelmente pequena porcentagem de médicos especialistas neste campo. Também é verdade que médicos que não sejam desta especialidade podem ser igualmente sensíveis e bem informados para trabalharem com pessoas de mais idade. Um clínico geral capaz e compreensível, que cuida de pacientes de todas as idades, poderá ajudá-lo muito bem. Se você tiver sorte, seu próprio médico poderá ser a pessoa indicada. Evidentemente, algumas pessoas se sentem mais à vontade conversando sobre problemas sexuais com um novo médico, totalmente estranho, e se este for o seu caso, não relute em procurar outro. O ponto principal é procurar um médico com quem se sinta o mais relaxado possível e em quem você confie tanto por sua competência médica, como por sua receptividade em relação às pessoas de mais idade.

O que mais você pode fazer? Você tem obrigação consigo mesmo de fornecer informações corretas e fazer as perguntas certas e assim encorajar seu médico a levar a sério seus problemas sexuais. Pode ser embaraçante falar sobre o que você anda pensando. Mas não deixe que isso o detenha. Suas experiências e problemas são compartilhados por muitas outras pessoas de mais idade. Diga exatamente ao médico o que o preocupa. Fale de todos os detalhes que você imagina serem importantes na avaliação dos sintomas. (Se tiver um problema de audição, não se esqueça de pedir ao médico que fale alto para que você possa ouvi-lo claramente.) As mulheres de mais idade podem se sentir relutantes em descrever seus problemas sexuais em geral ou, em particular, os da área vaginal, especialmente para um homem, mesmo que ele seja médico. Homens de mais idade podem não querer admitir problemas de impotência. Mas isso é falsa modéstia e orgulho sem sentido. Diga tudo. Uma conversa franca pode fazer com que se torne mais fácil o diagnóstico e o tratamento de seu problema. A função do médico é ajudá-lo, não julgá-lo.

Seu clínico geral poderá recomendar-lhe que procure um especialista, ou você mesma pode decidir procurá-lo. Os ginecologistas são especialistas em problemas genitais femininos. Muitas mulheres de mais idade raramente fazem, se é que alguma vez fazem, exames ginecológicos, mas descobrirão que não há nada de atemorizador neles depois que se supera a ansiedade de se deitar numa mesa ginecológica e permitir que o médico examine cuidadosamente seus seios e faça um exame indolor interno ou pélvico. Ele inclui a expansão das paredes vaginais com um instrumento denominado espéculo e o apalpar (exame com a mão) dos órgãos femininos internos (útero, ovário e ligamentos próximos) e o abdômen. Urologistas são especialistas em órgãos geniturinários masculinos e no aparelho urinário (bexiga) feminino. Eventualmente, poderá ser preciso consultar um endocrinologista para examinar o funcionamento do sistema glandular do corpo, inclusive as glândulas sexuais e a pituitária (a glândula reguladora situado no cérebro) que regula todas as outras.

Há uma série de coisas para as quais você deve estar atenta quando consultar médicos:

— Fique atenta contra médicos que rapidamente descartam seus problemas sexuais dizendo: "O que mais você espera na sua idade?", "Volte para casa e tome um banho frio", "Deixe de se preocupar", "Não se pode fazer nada". Continue a persistir em querer ajuda, e se o médico continuar pouco receptivo, procure um outro.

— Espere que o médico levante bem sua história médica, o que inclui um resumo dos sistemas e funções do corpo assim como uma história de doenças passadas e presentes. Especificamente, o médico deve lhe perguntar sobre qualquer mudança que você tenha observado em seus órgãos genitais. Nos homens, se há um arqueamento do pênis e, nas mulheres, uma incontinência de esforço.

— Esteja consciente de que as doenças afetam a sexualidade mas que o seu controle adequado pode restaurar, em muitos casos, o bom funcionamento sexual.

— Espere que o médico tire uma história completa sexual e conjugal, assim como uma história médica. As perguntas provavelmente incluirão como você e seu parceiro se sentem em relação ao sexo, sua freqüência e prazer, e qualquer desentendimento que vocês eventualmente tenham. Ele também examinará os impactos de atitudes em relação ao sexo que você possa ter adquirido na infância. Você pode achar útil poder compartilhar com ele a história de suas experiências sexuais vividas com outras pessoas em outras épocas.

— O médico deve perguntar que remédios está tomando, tanto os receitados como os tomados por sua própria conta, e ser capaz de explicar os efeitos colaterais de cada medicamento no sexo.

Algumas vezes é possível mudar para remédios igualmente eficazes e com menos efeitos colaterais sobre o sexo.

— Se você passou por cirurgia de algum dos seus órgãos genitais, o médico deve ser capaz de lhe dizer se, de alguma forma, isso está afetando sua sexualidade. Se planeja se operar, saiba antecipadamente de qualquer possível efeito no sexo. Não se sinta embaraçada de fazer perguntas específicas sobre qualquer coisa que a esteja incomodando.

— Discuta com seu médico um programa preventivo de cuidados com a saúde. Isso deve incluir uma maior atenção em relação ao fumo, álcool, nutrição, exercícios, repouso, problemas emocionais e *stress*.

— Se você achar que o exame de seu médico foi insuficiente, utilizando estas questões e as reações do médico quanto a você, assim como utilizando seu bom senso, fale com ele francamente sobre seus receios. Como paciente você tem o direito de ser bem atendida.

Após um exame médico deve se tornar claro se os problemas físicos são as únicas, ou mais provavelmente, as causas parciais dos sintomas de disfunção sexual e se é indicado um tratamento médico. Na maioria dos casos, o exame médico provavelmente mostrará que as mudanças no corpo não estão envolvidas, significativamente ou de qualquer outra maneira, entre as causas de problemas sexuais e sua procura deverá, então, orientar-se para as áreas emocional e psicológica.

*Auxílio psicológico.* A maioria dos problemas sexuais tem componentes emocionais, mesmo quando a causa original é física. Outros têm uma origem totalmente emocional. Muito do que dissemos sobre competência e receptividade dos médicos clínicos com relação às pessoas de mais idade também é verdade para os psicoterapeutas e conselheiros. Costumam não perceber e, às vezes, não se interessar pelos problemas emocionais específicos que surgem na idade madura. Geralmente receberam treinamento em educação sexual mas raramente na área especializada do sexo após os sessenta anos. Achar um terapeuta que possa ajudar provavelmente exigirá uma certa determinação.

Há muitos tipos de terapia que se pode escolher. *Terapia individual* significa conversar individualmente com um terapeuta em sessões regulares. *Aconselhamento conjugal* envolve tanto você como seu cônjuge. Um termo mais amplo é *terapia de casal* que abrange casais não casados também. *Aconselhamento familiar* inclui também outros membros de sua família. *Psicoterapia de grupo* geralmente consiste em um grupo de cinco a dez pacientes cujos problemas são discutidos pelo grupo sob a orientação de um ou mais terapeutas. *Terapia sexual* é uma especialidade relativamente nova que se concentra nos próprios problemas sexuais, ensinando os casais a fazerem amor de maneira mais satisfatória.

O currículo e treinamento dos terapeutas varia muito. Psicoterapeutas podem ser *psiquiatras* (médicos que se especializaram em psiquiatria), *psicólogos* (formados em Psicologia).* Todos estes campos exigem um programa de educação formal e um período de treinamento sob supervisão de psicoterapia ou tratamento de casos. Todos os estados exigem que os médicos e psicólogos sejam licenciados pelo conselho regional das respectivas áreas.

Além dos psicoterapeutas, há muitos outros tipos de conselheiros. Os *conselheiros conjugais* lidam com problemas do casamento e sexuais. Este é um campo ainda não regulamentado e seus praticantes vão desde profissionais competentes e bem treinados a charlatães e embusteiros. Não deixe de investigar as credenciais (treinamento e experiência profissional) de qualquer pessoa que você esteja pensando em consultar. O *aconselhamento pastoral* surgiu do papel de conselheiro dos padres e pastores, com sacerdotes aconselhando ou supervisionando e treinando outros sacerdotes e leigos para desempenharem esse papel. Novamente, a qualidade desses aconselhamentos depende do treinamento individual e habilidade de cada sacerdote, uma vez que não há padrão de exigências para este treinamento nas faculdades de teologia.

Terapeutas que se denominam *conselheiros sexuais* têm proliferado nos últimos anos, após a publicação do importante trabalho clínico no tratamento de disfunções sexuais, de Masters e Johnson. Estima-se que, nos Estados Unidos, de três a cinco mil clínicas e conselheiros individuais ofereçam esta terapia. Muitas são exorbitantemente caras e os terapeutas não são treinados. Masters e Johnson sustentam que menos de cinqüenta dessas clínicas têm uma equipe competente e bem treinada. Como este é um campo novo e não--regulamentado, sem uma estrutura organizada de qualificação, exigências, exames, experiência clínica e inspeção da própria categoria — e porque os problemas sexuais são tão suscetíveis de exploração por pessoas incompettentes mas com boa conversa e jeitosas — a escolha de um conselheiro sexual exige cuidadosas considerações. Esteja atenta aos charlatães. Com certeza farão mais mal do que bem.

Como encontrar psicoterapeutas e conselheiros competentes? Algumas fontes de informações são as faculdades médicas e os hospitais-escolas; sociedades médicas e psiquiátricas locais; faculdades

---

\* No Brasil, o psicoterapeuta tem que ser médico ou psicólogo. (Nota da revisora técnica)

de Psicologia; centros de saúde mental da comunidade e centros para idosos. Seja claro e peça um terapeuta que esteja interessado em trabalhar com pessoas de mais idade em aconselhamento sexual. Peça, no mínimo, dois nomes — assim poderá fazer uma escolha. Amigos e conhecidos poderão encaminhá-lo a profissionais que os tenham ajudado, mas não se esqueça de que as preferências individuais variam muito.

O custo de uma terapia varia desde clínicas e aconselhamentos gratuitos, honorários variáveis baseados em rendas, até custos bastante elevados por cada sessão de cinqüenta minutos. A terapia de grupo é menos cara que a individual. Alguns seguros de saúde cobrem os custos de psicoterapia. A maioria, não.

A quantidade de tempo necessária para a avaliação e, se possível, a solução de um problema sexual particular varia. Algumas vezes, uma única sessão é o suficiente. Mais freqüentemente, uma série de sessões semanais é recomendada, levando de alguns meses a mais de um ano ou, no caso de psicanálise, vários anos.

*O que acontece na Psicoterapia?* Você irá falar e examinar seus padrões de comportamento, os hábitos que por toda a vida você manteve. Literalmente, não se pode mudar o passado, evidentemente, mas é possível vê-lo sob uma nova perspectiva, senti-lo de maneira diferente e abandonar antigos hábitos adquirindo novas formas para lidar com a vida de maneira mais satisfatória. Por exemplo, você pode se tornar capaz de compreender as causas dos problemas sexuais que por acaso tenha, perder certas inibições e aprender novas formas de expressão sexual. O aconselhamento terapêutico não se resume apenas ao passado. Você também irá discutir o aqui e agora, seus relacionamentos atuais, sempre procurando perceber *sua* própria responsabilidade pelo que está acontecendo em sua vida. Você ouvirá perguntas, serão feitos comentários (alguns podem até assustar) e algumas sugestões serão propostas. Como resultado do trabalho conjunto, de você *e* seu terapeuta, você resolverá conflitos em relação ao passado e presente ao mesmo tempo aprenderá a se dirigir para novos rumos. Vocês lidam juntos com sua vida privada. Você manterá sua personalidade básica, mas é de se esperar que deixe para trás sintomas desagradáveis, passe a ter uma maior consciência de si mesmo e promova seu bem-estar, aumentando sua satisfação na vida diária. Além disso, você passará se sentir melhor consigo mesmo.

Como você deve agir quando for a um terapeuta? Novamente, seja franco. Diga-lhe o que o está incomodando. Há certas coisas básicas que deve exigir ou esperar:

— Seu terapeuta precisa estar bem informado sobre os problemas das pessoas de mais idade e os conflitos sexuais. Não tenha medo de perguntar aos terapeutas sobre seus passados curriculares, treinamento e interesse nestas áreas. Avalie suas respostas (ou dificuldades em responder) nos termos que agora você já conhece — através deste livro e sua própria experiência — e sabe que é importante para você.

— O terapeuta deve perguntar sobre sua história pessoal, conjugal e sexual, e talvez queira um relatório de seu médico.

— Você deve sentir empatia e uma sensação de conforto com seu terapeuta após algumas sessões. Se não, fale disso francamente. Se as coisas não melhorarem, poderá pensar em procurar um outro terapeuta uma vez que empatia e confiança são fundamentais para se trabalhar eficientemente os problemas emocionais e sexuais. Não pense que a necessidade de procurar um novo terapeuta seja uma falha de você mesmo. Cada exigência individual em um relacionamento tão íntimo como o de terapeuta e paciente será diferente, e fatores intangíveis mas fundamentais como empatia, percepção, maneiras e atividades estão envolvidos na tomada da decisão certa. Uma abordagem e personalidade adequadas para determinadas pessoas, podem ser péssimas para outras. Enquanto você mantiver a franqueza em suas sessões com o terapeuta, poderá confiar em suas percepções se ele ou ela é uma boa escolha para você.

Quanto à sua parte na terapia:

— Deixe de lado a timidez e os embaraços.

— Deixe a cabeça e os sentimentos abertos para novas idéias e percepções.

— Mantenha-se disposto a ativamente tentar novas direções em suas relações com os outros.

— Compreenda que embora muitas coisas possam melhorar, isso não é verdade para tudo. Desde que você decida o que é o quê, com a ajuda do terapeuta, poderá começar a tirar vantagem destas áreas onde uma melhora real pode ocorrer.

Mesmo problemas sexuais que podem ter existido por muitos anos, algumas vezes, podem ser resolvidos. Masters e Johnson declararam com otimismo: "O fato de inumeráveis homens e mulheres não terem sido eficazes sexualmente antes de atingirem a casa dos cinqüenta anos ou passarem dos sessenta, não é uma razão para condená-los a manterem suas disfunções sexuais o resto de suas vidas. A relutância das profissões médicas e comportamentais em tratarem a população mais velha de suas disfunções sexuais tem sido um grande desserviço perpetrado por estes profissionais contra o público em geral".

Portanto, quer seus problemas sexuais sejam novos ou antigos, desde que estejam incomodando, você tem a obrigação consigo mesmo de ver o que pode ser feito para resolvê-los. Em muitos casos, será recompensado com resultados surpreendentemente bons.

115

# 10.

# A Segunda Linguagem do Sexo

O sexo, realmente, pode continuar a ser interessante e estimulante após os quarenta, cinqüenta ou sessenta anos de vida adulta? As próprias pessoas de mais idade têm declarado que sim. Afeto, calor e sensualidade não precisam se deteriorar com a idade e, na verdade, podem até mesmo aumentar.

O sexo na idade madura é o sexo por si mesmo: prazer, liberação de tensão, comunicação, intimidade compartilhada. Com exceção dos homens de mais idade que se casam com esposas jovens, deixa de estar associado com a criação de filhos ou de famílias. Esta liberdade pode ser estimulante e criar um novo discernimento, especialmente para aqueles que, literalmente, nunca tiveram tempo para refletir sobre si mesmos e os parceiros, para adquirir um conhecimento maior do outro e de si mesmo.

Amor e sexo podem significar muitas coisas para as pessoas de mais idade. Algumas parecerão óbvias para você. Outras, nem tanto:

— *A oportunidade de expressar paixão, afeto, admiração, lealdade e outras emoções positivas.* Isso pode acontecer em relações antigas que cresceram e se desenvolveram através dos anos, em relacionamentos que melhoraram na idade madura, e em novas relações como um segundo casamento.

— *A afirmação do corpo e seu funcionamento.* O sexo ativo prova para as pessoas de mais idade que seus corpos ainda são

117

capazes de funcionar bem e causarem prazer. Para muitas pessoas, funcionamento sexual satisfatório é uma parte extremamente importante de suas vidas e ajuda a manter altos sua moral e entusiasmo.

— *Uma forte percepção de si mesmo.* Sexualidade é uma das formas pelas quais as pessoas percebem suas identidades — quem são e o impacto que causam nas outras pessoas. As reações positivas manifestadas pelos outros preservam e intensificam a auto-estima. Sentir-se "feminina" ou "viril" está ligado a sensações muito valorizadas pelas pessoas. "Agora estou velho" é bem diferente de sentir "Estou mais velho, e ainda percebo que os outros me consideram sexualmente atraente". Reações negativas deprimem e desestimulam as pessoas de mais idade e pode fazer com que desistam por completo, para o resto da vida, de sua sexualidade.

— *Um meio de auto-afirmação.* Os padrões de auto-afirmação dos jovens mudam à medida que se tornam mais velhos. Os filhos crescem e saem de casa, chega a aposentadoria. Relações pessoais e sociais tornam-se então mais importantes como formas de expressão da personalidade. O sexo pode ser um meio excelente de auto-afirmação positiva. Um homem nos contou: "Sinto como se tivesse um milhão de dólares quando faço amor, mesmo que, na verdade, tenha que contar os tostões que recebo da Previdência Social. Minha esposa sempre me fez sentir como um grande sucesso na cama e acredito que faça o mesmo para ela. Fomos capazes de agüentar muitas dificuldades por termos conseguido uma grande intimidade desta forma".

— *Proteção contra a ansiedade.* A intimidade e proximidade da união sexual traz segurança e significado para a vida das pessoas, principalmente quando o mundo os ameaça com riscos e perdas. Um casal de mais idade que conhecemos descreveu o calor de sua vida sexual como "um porto seguro", um lugar para onde se escapa da preocupação e dos problemas. Uma outra senhora, no fim da vida, chamou o sexo de "a intimidade definitiva contra a noite". O sexo serve como um meio muito importante de se sentir ativo numa época da vida em que outros elementos costumam ficar freqüentemente fora de nosso controle.

— *Desafio aos estereótipos da idade.* As pessoas de mais idade estão mais do que familiarizadas com a atitude depreciativa que a sociedade mantém em relação ao sexo na idade madura. Quando estão sexualmente ativas, as pessoas se sentem desafiando o estado de neutralidade sexual que tentam lhes impor. Já ouvimos: "Ainda não acabamos", "Não estou querendo esticar as canelas", "Não é possível derrubar um homem (mulher) forte" ou "Pode haver neve no telhado, mas o fogo ainda queima no fogão".

— *O prazer de ser tocado ou acariciado.* Viúvos e viúvas de mais idade nos contam como sentem falta de prazeres simples e o calor da proximidade física, de serem tocados, abraçados e acariciados por alguém que queiram bem. Abraçar e tocar os amigos, crianças e animais de estimação traz uma certa compensação mas não substitui a intimidade especial e a sensação de se sentir querido que pode existir em um bom relacionamento ou numa união sexual.

— *Uma sensação de romance.* Os aspectos de namoro da sexualidade podem ser altamente significativos — flores, meia-luz, música, uma sensação de conquista romântica, elegância, sentimento e namoro — e podem trazer prazer por si mesmos. O romance pode continuar mesmo quando a relação sexual, por diversas razões, deixa de acontecer. O Sr. e a Sra. Denhan, um casal com mais de oitenta anos, nos descreveram suas noites. Geralmente tomam banho e se vestem para o jantar, ela coloca um vestido longo e, ele, terno e gravata. Jantam à luz de velas, com música suave, e deixam os pratos para serem lavados na manhã seguinte. Continuam o ouvir música, tocando seus discos, de mãos dadas, conversando e aproveitando a companhia do outro. Na hora de dormir, dizem boa noite e dormem abraçados. Muitas vezes acordam no meio da noite e têm conversas longas e íntimas, dormindo até mais tarde no dia seguinte. O Sr. Denham confessou: "Eu me apaixono por minha esposa todas as noites. Meus sentimentos aumentam quando penso que só temos mais um pouco de vida".

— *Uma afirmação da vida.* O sexo expressa alegria e uma contínua afirmação da vida. A qualidade da relação mais íntima de alguém é uma importante medida para se saber se sua vida vale a pena. Uma pessoa bem-sucedida pode se sentir um fracasso se não tiver sido capaz de conseguir uma intimidade significativa com outras pessoas, porque nunca se sentiu plenamente querida ou aceita. Por outro lado, pessoas com modestas realizações podem se sentir muito satisfeitas consigo mesmas por terem se afirmado através de relações íntimas. O sexo é apenas uma das maneiras de conseguir intimidade, evidentemente, mas é uma afirmação especialmente profunda da vontade de viver.

— *Uma contínua busca de crescimento sexual e novas experiências.* Algumas pessoas de mais idade que acham o sexo estimulante e fascinante continuam a buscar novas formas de intensificá-lo. Outras estão insatisfeitas com suas vidas sexuais e procuram meios de melhorá-la. As pessoas de mais idade, tanto quanto os jovens, procuram aconselhamento conjugal, se divorciam, casam novamente, ou mantêm casos amorosos na esperança de encontrar o que estão procurando. Muitos sentem seu relacionamento atual crescendo e tornando-se cada vez mais estimulante.

Amor e sexo são artes gêmeas que exigem esforços e conhecimentos. Só nos contos de fada as pessoas vivem felizes por muitos e muitos anos sem terem que fazer nada para que isso aconteça. É preciso um esforço contínuo e enérgico para dominar os processos que diminuem as distâncias emocionais entre você e os outros. A responsabilidade em relação a outra pessoa, assim como em relação a si mesmo, é o primeiro mandamento do amor. Não existe maior motivação do que sentir carinho para incentivá-lo a seguir esta regra. Adicione a ela, o conhecimento, habilidade e tempo para cultivar um relacionamento, e o amor terá muita chance de florescer.

Estudando as pessoas de mais idade, Kinsey comentou que aqueles que apresentavam um declínio do interesse sexual pareciam "afetados por uma fadiga psicológica, uma falta de interesse na repetição do mesmo tipo de experiência, um esgotamento das possibilidades de explorar novas técnicas, novos tipos de contato, novas situações". A apatia é uma epidemia entre as pessoas de mais idade nos Estados Unidos, o que não nos surpreende, dado os sérios problemas pessoais, de saúde, econômicos e sociais que muitos têm que enfrentar. Esgotados e desestimulados, muitos preferem desistir. Mas os que continuam, ou decidiram ser ativos e criativos, apesar da sua saúde, posses ou outros problemas, também são numerosos e para eles — como para você — os relacionamentos pessoais oferecem as mais ricas recompensas.

Quando as pessoas são jovens e estão descobrindo a sexualidade, o sexo costuma ser urgente e explosivo, envolvido principalmente pelo prazer físico e, em muitos casos, a concepção de filhos. Esta é a *primeira linguagem do sexo*. Biológica e instintiva e com potencialidades estimulantes maravilhosas. O processo de se descobrir a própria capacidade de ser sexualmente desejado e eficaz, freqüentemente transforma-se em uma maneira de afirmar independência, força, coragem e poder. A primeira linguagem do sexo tem sido muito discutida e analisada em livros porque é fácil de se estudar e medir — podem-se tabular as reações físicas, freqüência dos contatos, formas de expressão, posições sexuais e habilidades físicas no ato do amor. Mas o sexo não é apenas uma questão atlética e de "produção". Alguns jovens logo compreendem isso e desenvolvem uma *segunda linguagem do sexo,* que é emocional e envolve tanto a comunicação como a parte física. Outros continuam basicamente na primeira linguagem — algumas vezes por toda a vida, outras vezes até descobrirem suas limitações e começarem a desejar algo mais.

120

A segunda linguagem é principalmente aprendida e menos instintiva, e freqüentemente é pouco desenvolvida pois depende de sua capacidade de reconhecer e compartilhar sentimentos com palavras, ações, e percepções inefáveis, e conseguir ternura e respeito mútuos entre você mesma e outra pessoa. Nesta forma mais rica, a segunda linguagem torna-se altamente criativa e cheia de imaginação, com possibilidades fartas de novas experiências emocionais. Contudo, é uma arte que exige um aprendizado lento, adquirido deliberada e cuidadosamente através de anos de experiência em dar e receber.

No fluxo natural dos eventos dos ciclos da vida, haverá momentos em que você vai se descobrir reavaliando muitas áreas de sua vida, inclusive sua sexualidade. A meia-idade é a época da vida em que as pessoas caracteristicamente começam a inventariar suas vidas e a reavaliar seu trabalho, suas relações pessoais, seus compromissos sociais e espirituais. A aposentadoria é um outro momento em que urgem reavaliações. Esses dois períodos podem ser caóticos, criando aborrecimentos emocionais, divórcio, um alto risco de alcoolismo e outras provas de *stress*.

Mas também podem ser construtivos, além de perigosos, e a segunda linguagem do sexo tem muito a lhe oferecer se você quiser mudar para novas direções em sua vida pessoal. Ternura, calor, humor, felicidade, raiva, paixão, tristeza, camaradagem, e medo compartilhados — sentimentos de todos os tipos possíveis podem fluir para fora e para dentro em um relacionamento sexual que amadureceu até este nível de desenvolvimento.

Parte do segredo de aprender a segunda linguagem repousa no aprendizado de como dar. Receber é muito mais fácil — exige muito pouco. Mas o hábito de apenas receber amortece o impulso de ser recíproco. Como Erich Fromm disse: "A maioria das pessoas vê o problema do amor principalmente como o de ser amado e, não, como o de amar, como a capacidade que temos de amar". Dar *não* é oferecer-se continuamente aos outros sem esperar nada em troca. Também não é uma transação comercial, na qual se trocam expectativas de valor igual. Um dar saudável envolve não apenas a antecipação de que alguma coisa igualmente boa será dada como recompensa mas também os prazeres inerentes ao dar, independente de suas conseqüências. O ponto de equilíbrio desejado deve ser uma escolha pessoal e, numa relação, uma decisão conjunta.

A segunda linguagem exige sensibilidade. Significa esclarecer antigos ressentimentos e irritações em relação ao parceiro e às pessoas em geral para que suas energias não se dispersem negativamente. Sugere a possibilidade de renovar o amor diariamente. Exige que se saiba o que agrada ao parceiro e o que lhe agrada. Envolve tanto um "espírito esportivo" como paixões, conversas, brincadeiras, gozações, segredos compartilhados, lembranças, piadas, planos conjuntos, medos e inseguranças assumidos, e lágrimas — tanto no calor da cama como fora dela, sozinho ou acompanhado. Não precisa sempre envolver o ato sexual.

Se o tédio se insinua no relacionamento, os dois parceiros precisam reconhecê-lo; é a hora de se procurar ou ouvir os sentimentos mais profundos que ambos esconderam durante muito tempo e que, agora, serão bem recebidos e terão um papel restaurador por serem muito ricos. Você precisa resistir *ativamente* à força do hábito. Rotinas e responsabilidades podem ter embotado o impulso de falar sobre coisas profundas, e você deve lutar para não sucumbir à tentação de se fechar no seu mundo particular. Egocentrismo, e a vontade de manter contatos sexuais e emocionais apenas quando se sentir com disposição, sem se preocupar com as necessidades de seu parceiro, certamente provocará conflitos. Competitividade baseada em algum grau imaginário de desempenho sexual também é fatal.

A segunda linguagem do sexo pode ser desenvolvida por *qualquer pessoa que desejar tentar*. Diariamente, em nossos consultórios, vemos pessoas de mais idade que lutaram corajosamente durante toda a vida para superarem obstáculos, ganharem a vida, criarem uma família e cumprirem suas obrigações. Ao fazer isso, literalmente, sacrificaram suas vidas privadas e crescimento individual em nome desse processo. Não importa. Amor e sexo *sempre* estão presentes para serem redescobertos, intensificados ou mesmo apreciados pela primeira vez, não importando a idade que se tenha. Pessoas automotivadas terão a vantagem, sobre as que passivamente esperam o amor, de impressionarem instantaneamente.

As pessoas de mais idade, realmente, têm uma capacidade especial para levar o sexo e o amor a novos níveis de desenvolvimento, literalmente, por terem mais idade. Elas desenvolvem percepções que estão relacionadas com a sensação única que advém de se ter vivido bastante e lutado para se harmonizar com a vida como um ciclo que começa no nascimento e acaba com a morte. Muitas dessas características têm tudo para promoverem o florescimento da segunda linguagem. Um apreço do alto valor da vida e do aqui e agora pode ocorrer à medida que as pessoas tornam-se mais velhas. O que conta agora é o presente, antes podia ser um futuro imaginado. Se o aumento crescente da percepção de que a vida é breve levá-lo a se harmonizar com sua própria mortalidade de uma forma saudável e madura, não mais tentando negá-la, perceberá que não vive mais descuidadamente, como se tivesse todo o tempo do mundo. O desafio de viver o mais intensamente possível no tempo que lhe resta, é estimulante e não deprimente.

*Elementaridade.* O prazer de desfrutar as coisas fundamentais ou elementares da vida pode se desenvolver depois da idade madura exatamente porque as pessoas de mais idade percebem melhor a brevidade da vida. Elas nos dizem que se sentem mais capazes de distinguir o banal do fundamental. A reação à natureza, contatos humanos, crianças, música e ao belo em geral, pode aumentar. Uma vida saudável, depois da idade madura, freqüentemente, traz uma maior fruição de todos os sentidos — cores, visão, sons, cheiros, tatos — e um envolvimento menor com impulsos transitórios para conseguir posse, poder ou realizações.

As pessoas de mais idade têm tempo para amar. Apesar de terem um tempo menor à sua frente, comparadas com os jovens e os de meia-idade, se possuírem uma saúde razoável, geralmente podem dedicar mais tempo aos relacionamentos sexuais e sociais que qualquer outro grupo etário. É verdade que muitas delas têm recursos financeiros limitados, mas, felizmente, os relacionamentos pessoais e sociais estão entre os prazeres gratuitos da vida.

A experiência também tem sua importância. Muitas pessoas *realmente* aprendem com a experiência. É possível tornar-se bem diferente, depois da idade madura, do que se foi na juventude. Evidentemente, as mudanças podem ser positivas ou negativas. Mas o que se deve ter em mente é que as mudanças são possíveis. Não é preciso se prender a nenhum padrão de comportamento em todas as épocas da vida. Experiências novas e o aprendizado podem acontecer durante todo o ciclo da vida, e isso inclui a área do sexo e do amor. Naturalmente, quanto mais ativo você se tornar, maior o reservatório de experiências e repertório à sua disposição para se relacionar e amar outras pessoas. Um homem na casa dos setenta descreveu sua ligação com a esposa após quarenta e quatro anos de casamento: "Às vezes eu a olho de manhã e ela me devolve o olhar. Não falamos nada, nem mesmo "bom dia". Nós nos compreendemos. Ela pode continuar na cama quando me levanto mas quando me olha há muitas coisas que não precisam nem ser ditas para compreendermos. Por exemplo: "Você me ama e eu te amo". Estamos casados há muito tempo e acho que nos compreendemos".

Talvez só na idade madura a vida, com todas as suas variações, tenha a possibilidade de se modelar numa forma próxima a uma obra de arte humana. E talvez só com a idade, quando a personalidade alcança seus últimos estágios de desenvolvimento, o sexo e a forma de amar alcancem seu mais profundo crescimento. O sexo não apenas existe após os sessenta anos: tem a possibilidade de se tornar maior do que em qualquer outra época da vida. Pode ser alegre e criativo, saudável e criador de saúde. Une os seres humanos em uma afirmação do amor e assim também é virtuoso e moral-

123

mente correto. As pessoas de mais idade que não têm um parceiro e irão sentir o sexo sozinhas precisam saber, também, que ele é um dos seus direitos — um dar-se saudável a si mesmo que reflete um forte senso de auto-estima. Todos os que nos relataram suas experiências para podermos escrever este livro nos deram um presente precioso: uma expectativa realista de como será o sexo após nossos sessenta anos.

## ANATOMIA SEXUAL DO HOMEM

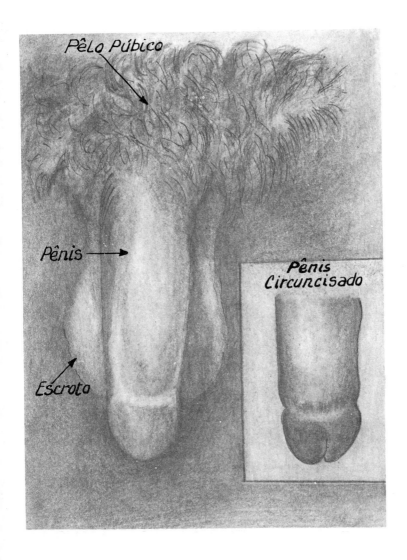

**Visão frontal**

## ANATOMIA SEXUAL DO HOMEM

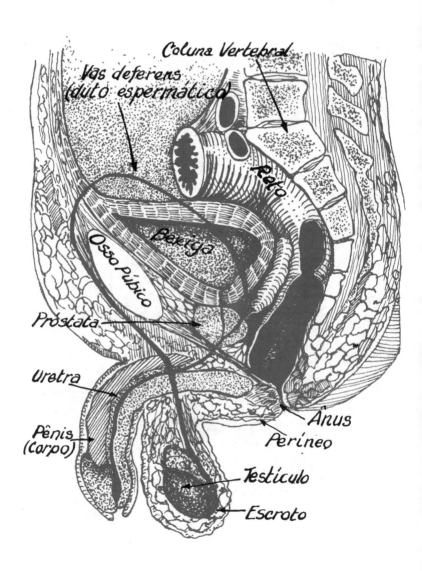

**CORTE TRANSVERSAL**
(Visão lateral)

## ANATOMIA SEXUAL DA MULHER

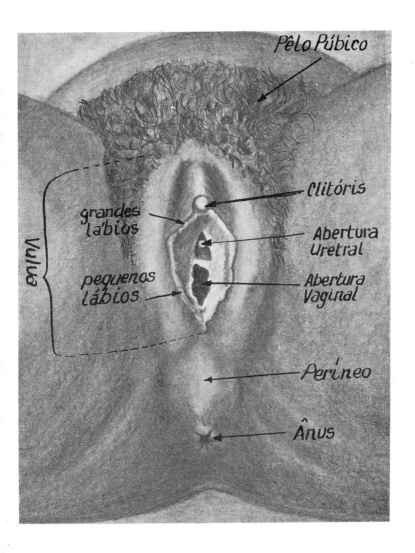

**Visão frontal**

## ANATOMIA SEXUAL DA MULHER

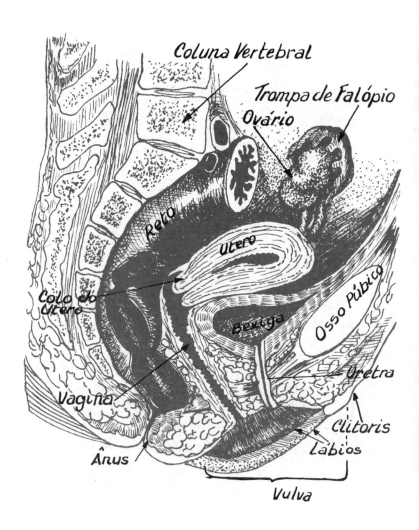

**CORTE TRANSVERSAL**
(Visão lateral)

# Glossário

*Andrógeno.* Todos os hormônios *esteróides** produzidos pelas glândulas suprarenais e os *testículos*, que desenvolvem e mantêm as características masculinas: o mais conhecido é a testosterona.

*Ânus.* A abertura do intestino grosso (cólon) pela qual passam as fezes.

*Área genital.* A área que contém os órgãos genitais externos como a *vulva* na mulher e o *pênis* no homem.

*Atrofia.* Desgaste ou diminuição do tamanho de uma célula, tecido, órgão, parte ou corpo.

*Bexiga.* O saco elástico e dilatável que serve como receptáculo e local de armazenamento da urina.

*Ciclo de Resposta Sexual.* As mudanças físicas que ocorrem no corpo durante a excitação sexual e orgasmo. Inclui quatro fases: (1) *excitação* ou fase do surgimento do desejo erótico durante as preliminares; (2) *fase de excitação máxima* ou fase platô; (3) *fase orgásmica* ou clímax; e (4) *resolução* ou fase de recuperação. O tempo exigido para a conclusão da recuperação — o tempo exigido para que a primeira fase seja iniciada novamente com sucesso — é chamado período *refratário*. O período refratário é mais crítico para os homens.

*Circuncisão.* Remoção cirúrgica do prepúcio, a pele que circunda a cabeça do *pênis*.

*Cistite.* Inflamação da bexiga.

*Climatério.* Veja *Menopausa.*

*Clímax.* Veja *Orgasmo.*

*Clitóris.* Um pequeno órgão erétil na terminação superior da *vulva*, homólogo ao *pênis*, significativo ponto de excitação sexual e *orgasmo* feminino.

*Colo do Útero.* A· parte do útero, também chamada cérvix, que se projeta na *vagina*.

---

\* As palavras sublinhadas no texto são definidas no Glossário.

*Coito.* Cópula, relação sexual.

*Disfunção sexual.* Um termo geral para diferentes variedades e graus de resposta e desempenho sexual insatisfatórios.

*Dispareunia.* A presença de dor no ato sexual, geralmente sentida na área vaginal.

*Doenças venéreas.* Qualquer doença transmissível durante o ato sexual.

*Ejaculação.* A poderosa emissão do líquido seminal no *orgasmo.*

*Ejaculação precoce.* Ejaculação quase imediata (em 3 segundos) após a introdução do *pênis* na *vagina.*

*Escroto.* O saco que contém os *testículos.*

*Especialidades médicas relacionadas ao sexo:*

*Endocrinologia.* Funções e doenças das glândulas endócrinas.

*Ginecologia.* As moléstias, funções reprodutoras, órgãos e endocrinologia das mulheres.

*Urologia.* Funções, órgãos e doenças do sistema urinário masculino e feminino e do sistema reprodutor dos homens.

*Esperma.* Líquido que contém os espermatozóides, as células reprodutoras masculinas produzidas pelos *testículos* e ejaculado na vagina durante o coitó.

*Esterilidade.* A incapacidade de reprodução sexual; infertilidade.

*Esteróide.* Um tipo de substância química que inclui os *hormônios sexuais.*

*Estrogênio.* Um dos hormônios femininos ativos produzido pelo ovário e as glândulas supra-renais, que tem um profundo efeito nos órgãos reprodutores femininos e nos seios.

*Fantasias sexuais.* Imaginação vívida e excitante relacionada a sexo; saudável e comum em ambos os sexos.

*Frigidez.* Um termo impreciso aplicado para diversos aspectos da inadequabilidade sexual feminina: (1) popularmente, falta anormal de desejo; (2) incapacidade de obter um *orgasmo* durante a relação; (3) outro nível de resposta sexual considerado como inadequado pela mulher ou seu parceiro.

*Genitais.* Os órgãos reprodutores, especialmente os externos.

*Glândulas de Bartholin.* Dois pequenos corpos arredondados, um de cada lado da abertura vaginal. Apesar de produzirem uma secreção durante a excitação sexual, não são as principais fontes da lubrificação vaginal durante a relação.

*Glândulas de Cowper.* Um par de pequenas glândulas localizadas paralelamente à *uretra* masculina por onde se descarrega seu produto. Contribuem para a lubrificação da *uretra* masculina durante a atividade sexual.

*Glândula Pituitária.* Uma glândula endócrina que consiste em três lobos, localizada na base do cérebro. A "glândula mestra" do cérebro controla as outras glândulas endócrinas e influencia o crescimento, metabolismo e maturidade.

*Glândula Tiróide.* A glândula que cobre parcialmente a traquéia no pescoço e cuja função é fornecer hormônios que regulam o metabolismo do corpo.

*Hipertrofia Benigna da Próstata.* Aumento não-canceroso da *próstata* que ocorre na maturidade e após esta idade.

*Hormônios.* Substâncias químicas produzidas pelas glândulas endócrinas do corpo e lançadas diretamente na corrente sangüínea.

*Hormônios sexuais.* Veja *Hormônios.* Os hormônios sexuais regulam todo o ciclo reprodutor.

*Impotência.* Falta do poder de ereção do *pênis,* o que torna a cópula impossível.

*Impotência ejaculatória.* Incapacidade de ejacular.

*Lábios.* Duas pregas arredondadas de tecido que formam a parte exterior dos órgãos genitais femininos.

*Libido.* Desejo sexual.

*Mastectomia.* Remoção cirúrgica de um ou dos dois seios.

*Masturbação.* Estimulação dos órgãos sexuais geralmente até o *orgasmo* através de meios manuais ou mecânicos.

*Menopausa.* A época na vida da mulher, geralmente entre os 45 e 50 anos, que é marcada pela interrupção da *menstruação* e da *ovulação.* Pode ser gradual ou súbita e pode demorar três meses ou chegar a três anos e até mesmo mais. Marca o fim do potencial de gerar filhos.

*Menstruação.* A descarga periódica de sangue do *útero* para a vagina, normalmente ocorrendo mensalmente.

*Ondas de calor.* Um sintoma associado com as mudanças hormonais durante a *menopausa,* causado por uma súbita dilatação dos vasos sangüíneos.

*Orgasmo.* A culminação do ato sexual. Há a sensação de um súbito e intenso prazer acompanhado por aumento abrupto do batimento cardíaco e da pressão sangüínea. Espasmos involuntários dos músculos pélvicos trazem o alívio à tensão sexual com contrações vaginais na mulher e *ejaculação* masculina.

*Orquiectomia.* Remoção de um ou dos dois testículos; castração.

*Ovários.* As duas maiores glândulas reprodutoras da mulher, onde os óvulos se formam e se produz *estrogênio* ou hormônios femininos.

*Ovulação.* O processo no qual um óvulo maduro é lançado por um *ovário* para uma possível fertilização.

*Pênis.* O órgão masculino utilizado para o *coito.*

*Períneo.* (1) A porção interna do corpo na pélvis ocupado por passagens urogenitais e o reto; (2) a região interna e externa entre o *escroto* e o *ânus* no homem, e a *vulva* e o *ânus* na mulher.

*Período refratário.* Veja *Ciclo de Resposta Sexual.*

*Polução noturna.* Ejaculação de *sêmen* à noite, com o homem adormecido.

*Potência.* Capacidade sexual para o *coito;* a aptidão para obter e manter uma ereção. Só aplicável para homens.

*Preliminares.* Atividade sexual que precede o *coito* durante a qual os parceiros se estimulam com beijos, apalpadelas e carícias.

*Próstata.* Um corpo do tamanho de uma noz, parte muscular e parte glandular, que rodeia a base da uretra masculina. Secreta um líquido leitoso que é descarregado na *uretra* durante a emissão do *sêmen.*

*Prostatectomia.* Remoção cirúrgica de parte ou de toda a *próstata.* Há três tipos de prostatectomia, dependendo da abordagem anatômica: (1) transuretral; (2) suprapúbica (ou retropúbica) e (3) perínea.

*Prostatite.* Inflamação ou congestão na próstata.

*Sêmen.* O líquido esbranquiçado que contém espermatozóides e é lançado na ejaculação.

*Sensualidade.* O aspecto mais amplo da *sexualidade,* o envolvimento de todos os sentidos físicos que expressam e intensificam sua sexualidade.

*Sexo.* (1) desejo de, e (2) o ato de união sexual.

*Sexo oral.* Forma de estimulação dos genitais pela boca:

    *Cunnilingus* (ou *cunilíngua*). Estimulação da vulva (especialmente o clitóris e os lábios) pela língua e boca do parceiro.

    *Fellatio* (ou *felação*). Estimulação do pênis pela boca e língua da parceira.

*Soixante-neuf (ou sessenta e nove).* Estimulação mútua e simultânea dos genitais pela boca e língua de dois parceiros do mesmo sexo ou sexos diferentes.

*Sexualidade.* A reação emocional e física ao estímulo sexual. Também, a identidade, papel e percepção sexual; a feminilidade ou virilidade.

*Sistema Urogenital.* Os órgãos que realizam as funções urinárias, atividade sexual e procriação.

*Terapia de reposição.* Veja *Terapia hormonal.*

*Terapia hormonal.* O uso médico de hormônios suplementares (diferentes ou iguais aos produzidos pelas glândulas endócrinas) para tratamento de doenças ou deficiências.

*Teste Papanicolaou.* Um teste para determinação de câncer no *útero* pela análise de células retiradas do *colo do útero* ou *vagina.*

*Testículo.* As duas glândulas reprodutoras masculinas localizadas na cavidade do escroto, a fonte de espermatozóides e andrógenos.

*Testosterona.* Um hormônio masculino (um andrógeno), um esteróide produzido pelos testículos.

*Trompas de Falópio.* As trompas que ligam cada um dos *ovários* ao *útero;* após a *ovulação,* o óvulo passa pelas trompas em direção ao *útero* e é nelas fertilizado.

*Uretra.* A passagem ou canal no *pênis* através do qual o homem lança urina e *esperma.* Nas mulheres, o canal por onde passa a urina.

*Uretrite.* Inflamação da *uretra.*

*Útero.* O órgão muscular oco das mulheres na qual o embrião e o feto se desenvolvem até a maturidade.

*Vagina.* O tubo ou bainha que liga o útero à vulva no exterior do corpo. Recebe o *pênis* durante o *coito.*

*Vaginite.* Inflamação da *vagina.*

*Vas deferens.* O ducto de cada *testículo* que leva *esperma* para o *pênis.*

*Virilidade.* Vigor masculino, inclusive potência (da qual pode ser distinto), perícia sexual (habilidade), freqüência sexual e atratividade.

*Vulva.* O órgão genital exterior feminino que inclui *lábios, clitóris,* e a *vagina externa.*

*Zonas erógenas.* Áreas sensíveis do corpo como boca, lábios, nádegas, seios e áreas genitais, importantes no surgimento do desejo sexual.

# Sobre os Autores

O Dr. Robert N. Butler nasceu em Nova Iorque, estudou na Faculdade de Columbia e formou-se em medicina na Faculdade de Cirurgia e Medicina da Universidade de Columbia. Especializou-se em psiquiatria e psicanálise e atualmente desenvolve pesquisa psiquiátrica além de dedicar-se à gerontologia na Escola de Psiquiatria de Washington. Pertence ao corpo docente do Instituto Psicanalítico de Washington e das Faculdades de Medicina das Universidades George Washington e Howard em Washington, D.C. Suas atividades, nos últimos vinte anos, abrangem pesquisa e observação, prática clínica, trabalhos publicados, investigações de corrupção e defesa de causas públicas.

Myrna I. Lewis nasceu no sudeste de Minnesota, estudou na Universidade de Minnesota, e fez o mestrado em assistência social na Universidade de Columbia. Atende clientes particulares de todas as idades em sessões de psicoterapia, com ênfase especial em mulheres e pessoas de mais idade, além de ter bastante experiência no campo da saúde mental na comunidade.

O Dr. Butler e Myrna Lewis começarm a atender juntos grupos de psicoterapia em 1970. Estes grupos são deliberadamente formados por pessoas de sexos diferentes, todas as idades e personalidades. Nos cinco anos de colaboração, escreveram o livro *Aging and Mental Health* (Envelhecimento e Saúde Mental) e contribuíram com diversos artigos em publicações profissionais e leigas.

**IMPRESSO NA**

sumago gráfica editorial ltda
rua itauna, 789  vila maria
02111-031   são paulo  sp
telefax 11 **2955 5636**
**sumago**@terra.com.br

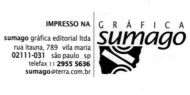

------------------------- dobre aqui -------------------------

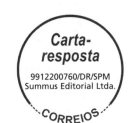

## CARTA-RESPOSTA
### NÃO É NECESSÁRIO SELAR

O SELO SERÁ PAGO POR

C AVENIDA DUQUE DE CAXIAS
1214-999 São Paulo/SP

------------------------- dobre aqui -------------------------

## summus editorial

## CADASTRO PARA MALA DIRETA

**Recorte ou reproduza esta ficha de cadastro, envie completamente preenchida por correio ou fax, e receba informações atualizadas sobre nossos livros.**

Nome:_____ Empresa:_____

Endereço: ☐ Res. ☐ Coml. _____ Bairro:_____

CEP: _____-_____ Cidade: _____ Estado: _____ Tel.: ( )_____

Fax: ( )_____ E-mail: _____ Data de nascimento: _____

Profissão:_____ Professor? ☐ Sim ☐ Não Disciplina: _____

**1. Você compra livros:**

☐ Livrarias      ☐ Feiras
☐ Telefone      ☐ Correios
☐ Internet      ☐ Outros. Especificar:_____

**2. Onde você comprou este livro?**

_____

**3. Você busca informações para adquirir livros:**

☐ Jornais      ☐ Amigos
☐ Revistas      ☐ Internet
☐ Professores      ☐ Outros. Especificar:_____

**4. Áreas de interesse:**

☐ Educação      ☐ Administração, RH
☐ Psicologia      ☐ Comunicação
☐ Corpo, Movimento, Saúde      ☐ Literatura, Poesia, Ensaios
☐ Comportamento      ☐ Viagens, *Hobby*, Lazer
☐ PNL (Programação Neurolingüística)

**5. Nestas áreas, alguma sugestão para novos títulos?**

_____

**6. Gostaria de receber o catálogo da editora?** ☐ Sim ☐ Não

**7. Gostaria de receber o Informativo Summus?** ☐ Sim ☐ Não

**Indique um amigo que gostaria de receber a nossa mala direta**

Nome:_____ Empresa:_____

Endereço: ☐ Res. ☐ Coml. _____ Bairro:_____

CEP: _____-_____ Cidade: _____ Estado: _____ Tel.: ( )_____

Fax: ( )_____ E-mail: _____ Data de nascimento: _____

Profissão:_____ Professor? ☐ Sim ☐ Não Disciplina: _____

cole aqui

**summus editorial**
Rua Itapicuru, 613 – 7º andar   05006-000   São Paulo - SP   Brasil   Tel.: (11) 3872 3322   Fax: (11) 3872 7476
Internet: http://www.summus.com.br      e-mail: summus@summus.com.br